AF328103

DE
LA TEMPÉRATURE

DANS

LE TÉTANOS EXPÉRIMENTAL

PAR

Le Dr Maurice PÉHU

Interne Lauréat des Hôpitaux de Lyon (Prix Bonnet 1896)
Préparateur du cours d'Hygiène à la Faculté.

LYON

A. REY, IMPRIMEUR-ÉDITEUR DE L'UNIVERSITÉ
4, RUE GENTIL, 4

1900

DE

LA TEMPÉRATURE

DANS

LE TÉTANOS EXPÉRIMENTAL

DE

LA TEMPÉRATURE

DANS

LE TÉTANOS EXPÉRIMENTAL

PAR

Le D' Maurice PÉHU

Interne Lauréat des Hôpitaux de Lyon (Prix Bonnet 1896)
Préparateur du cours d'Hygiène à la Faculté.

LYON

A. REY, IMPRIMEUR–EDITEUR DE L'UNIVERSITE

4, RUE GENTIL, 4

1900

DE
LA TEMPÉRATURE

DANS

LE TÉTANOS EXPÉRIMENTAL

PREMIÈRE PARTIE

—

CHAPITRE PREMIER

HISTORIQUE. — PLAN

Depuis quelques années déjà, à la faveur des recherches scientifiques récentes, la physiologie pathologique et la pathogénie des infections s'est éclairée d'une vive lumière. Par la réalisation expérimentale d'un certain nombre de maladies microbiennes, on a pu se rendre un compte exact des étapes franchies dans l'organisme par l'infection, s'arrêter même à telle ou telle phase dans le développement des phénomènes morbides. Les expérimentateurs, dans ce sens, sont parvenus à reproduire quelques-uns des désordres prédominant dans l'histoire clinique ou anatomo-pathologique de l'infection. De la sorte, il a été possible d'opérer une dissociation véritable et une analyse tout à la fois, dans les propriétés pathologiques des micro-organismes ou de leurs sécrétions : les toxines.

Parmi ces propriétés, il en est une dont on a, dès le début, cherché à isoler l'action ; celle que possèdent presque toutes les bactéries de produire une élévation de la température centrale. C'est cette influence sur la thermogenèse animale dont il s'agissait de fixer le mécanisme exact, fort intéressant à connaître à cause de sa constance presque absolue en pathologie humaine. Les expérimentateurs ont essayé, à ce point de vue, de reproduire sur l'animal la fièvre microbienne.

Tout d'abord, les résultats obtenus firent admettre cette opinion que l'élévation de température était due à l'agent figuré de la maladie, introduit dans l'organisme et y causant par sa pullulation des troubles qui sont l'origine des modifications thermométriques.

Dans ce sens, les expériences sont nombreuses, et je citerai, pour mémoire seulement, que beaucoup d'infections bactériennes, réalisées de façon courante dans les laboratoires, s'accompagnent d'une élévation de la température. Ainsi font lorsqu'on les injecte à l'animal : le streptocoque, le staphylocoque pyogène, le bacille de la tuberculose. Il est, en effet, de notion courante que l'on peut réaliser aisément la fièvre de l'ostéomyélite par exemple, l'hyperthermie de l'érysipèle, etc. De ces données M. CHARRIN a fait un intéressant exposé dans le livre de pathologie générale de M. Bouchard [1].

---

[1] Charrin, *Traité de path. gén. de Bouchard*, t. II.

Néanmoins, on remarqua que parfois la température des animaux, après s'être élevée d'abord, s'abaisse progressivement jusqu'à réaliser même une hypothermie plus ou moins accentuée. En voici quelques exemples :

Dans la *fièvre typhoïde*, MM. CHANTEMESSE et WIDAL constatent que, avec des cultures pures de bacilles, chez le cobaye, la température ne tarde pas à monter à 40 degrés centigrades, puis après une période stationnaire ou de minimes oscillations, qui dure de six à douze heures en général, elle revient à la normale d'abord, puis, progressivement, s'abaisse à 37, 36, 34 et même 32 degrés, jusqu'au moment où survient la mort, qui s'accompagne de collapsus algide [1].

Mêmes résultats ont été obtenus par M. ROGER dans le *charbon* expérimental. Cet auteur a, en effet, constaté que la maladie évoluait en deux périodes : une première, d'une durée variant entre quelques heures et quatre jours, pendant laquelle, *chez le cobaye*, la température monte à 40, 41 degrés ; puis une seconde, où la courbe thermique s'abaisse progressivement à 34 et même 30 degrés, au moment de la mort.

Il est donc des cas où, avec des cultures de bacilles, chez certains animaux, on obtient, au lieu de l'hyperthermie, au contraire, une hypothermie plus ou moins accentuée.

Comment expliquer ces faits, en désaccord avec les constatations de la clinique ?

Peut-être par l'action, prépondérante dans l'infection

---

[1] Chantemesse et Vidal, *Ann. de l'inst. Pasteur*, 1892, p. 755.
[2] Roger, *Arch. de physiologie*, 1894.

artificiellement réalisée, du produit soluble sécrété par le microbe. Les toxines influencent la thermogenèse : nous le savons actuellement d'une façon certaine, depuis les recherches de MM. Charrin et Ruffer [1].

Or, en injectant à l'animal de la toxine, on peut, en effet, observer assez fréquemment l'hypothermie.

Comme dans la dothiénenterie par inoculation de bacilles, l'infection eberthienne par la toxine donne de l'hypothermie à l'animal. SANARELLI [2] montre que la thermogenèse est influencée de telle sorte qu'il se produit d'abord une élévation, puis une chute de la courbe jusqu'à la mort. L'abaissement thermique consécutif à l'élévation est, d'ailleurs, proportionnel à l'intensité de l'empoisonnement et, dans les cas où l'animal résiste, dans les cas où il est vacciné contre l'infection, la température ne tarde pas à remonter pour regagner rapidement de nouveau la normale.

Plus récemment, MM. LÉPINE et LYONNET [3] observent que, chez le chien, l'hypothermie est le signe annonçant que l'animal doit succomber; cet abaissement de la température est souvent précédé d'une hypothermie très marquée. Chez le cobaye, l'effet sinon constant, au moins habituel, d'une dose mortelle de toxine typhique est cette hypothermie.

Pour la dothiénenterie, par conséquent, il y a désaccord entre l'ensemble des résultats fournis par l'expérimentation et les constatations cliniques.

[1] Charrin et Ruffer ; Mécanisme de la fièvre dans la maladie pyocyanique *(Soc. Biologie,* 26 janvier 1889).

[2] Sanarelli, *Annales de l'Institut Pasteur,* 1892.

[3] Lépine et Lyonnet, *Revue de médecine,* 1897, 98 et 99.

D'autres infections se comportent de même quant à leur action sur la thermogénèse.

MM. Rodet et Courmont [1], par exemple, prouvent que les toxines du *staphylocoque pyogène* ont des actions diverses et ils en dissocient les influences. Ils montrent que, à côté des propriétés pyrétogènes, le staphylocoque en possède d'autres qui abaissent la température centrale.

Je mentionnerai encore que les recherches de Metschnikoff [2], de Wesbrook [3] de Metschnikoff, Roux et Taurelli-Salimbeni [4], de J. Courmont et M. Doyon [5] ont montré que la toxine seule, dans l'*empoisonnement cholérique*, suffisait à produire un abaissement terminal de la température centrale, que l'animal succombe le plus souvent avec une hypothermie qui peut avoir jusqu'à 25 degrés environ. Les courbes de MM. Courmont et Doyon pour la toxine cholérique sont très significatives : à cet égard, elles se rapprochent beaucoup de celles que nous avons recueillies sur certains animaux.

Tels sont les principaux résultats fournis par l'expérimentation, en ce qui concerne la production artificielle de la fièvre sur l'animal. En résumé si, dans la règle, chez ce dernier, la maladie revêt la forme d'une pyrexie, parfois on produit avec le bacille de l'hypo-

---

[1] Rodet et Courmont, *Rev. de Méd.*, 1893.

[2] Metschnikoff, *Ann. de l'Inst. Pasteur*, 1894.

[3] Wesbrook, *Ann. Pasteur*, 1894.

[4] Metschnikoff, Roux et Taurelli-Salimbeni, *Ann. de l'Inst. Pasteur*, 1896.

[5] J. Courmont et M. Doyon, *Arch. physiol*, 1896, p. 785.

thermie, souvent terminale, et, plus sûrement avec la toxine sécrétée, un abaissement variable de la température centrale. Il y a, dans ce cas, une opposition formelle, une divergence marquée entre les enseignements de la clinique et les données expérimentales.

La question est à la vérité complexe. Comme le fait remarquer J.-F. Guyon, dans son article sur l'hypothermie écrit pour le *Traité de pathologie générale* de M. Bouchard, ces modifications variables de la température sont elles-mêmes sous la dépendance de conditions multiples. La *dose*, la *virulence* du poison, la *porte d'entrée* employée pour l'introduire dans l'organisme (voies sous-cutanée, sanguine, péritonéale, etc.) interviennent manifestement. Il faut tenir grand compte aussi du *choix de l'animal*, la régulation thermique, la déperdition de calorique n'étant pas identiques chez les animaux de diverses tailles. Ainsi s'expliquent sans doute les résultats différents, parfois inverses, fournis par l'étude des modifications de la température dans les infections, quand on emploie le thermomètre et le calorimètre, comme nous en fournissons d'autre part un exemple.

En présence de ces résultats, discordant avec les données de la pathologie humaine, deux hypothèses peuvent être invoquées : ou bien la maladie, telle que nous la provoquons expérimentalement n'est pas tout à fait homologue aux entités morbides dont la clinique nous fournit les principaux traits ; particulièrement, l'agent pathogène a été modifié par son passage dans les milieux qui sont employés pour sa fructification ; le changement dans l'énoncé de la maladie se traduit par les modifications que subit la marche thermique de l'infection.

Ou bien, dans l'acte de la fixation qui sépare les agents figurés des produits solubles dialysables, a été retenu un principe pyrétogène, peut-être étroitement lié à cet agent figuré. Donc la fièvre manque, la maladie s'accompagne même d'hypothermie.

Pour essayer de résoudre cette question, nous avons tenté de nous adresser à une maladie due à un microbe bien connu dans son action, dans laquelle, malgré l'immobilisation absolue du sujet, malgré la médication véritablement hypnotique par le chloral, on observe généralement une élévation de température considérable : le *tétanos ;* et nous nous sommes proposé de connaître par l'examen attentif de la courbe thermique chez l'animal, si les inoculations expérimentales ne s'accompagneraient pas d'une hyperthermie identique à celle présentée en clinique.

Nous nous sommes aussi basés sur ce fait, pour entreprendre nos recherches, qu'entre les maladies expérimentales le tétanos peut être considéré comme une de celles qu'il est le plus facile et le plus sûr de reproduire chez l'animal. La nécessité de l'apparition des contractures, après une phase obligatoire d'incubation (J. Courmont et M. Doyon), en fait une maladie dans laquelle existe et doit être recherché un critérium d'une constatation facile : la *contracture.* Il y a là un élément de contrôle d'une grande valeur en pathologie expérimentale.

Cette affection, d'autre part, est à manifestations et à localisation sur le système nerveux, bien que les lésions qu'elle produit sur le neurone échappent encore.

Or, s'il est permis, comme semblent l'avoir indiqué les recherches de Mosso, Richet, J.-F. Guyon, de penser que le névraxe intervient efficacement dans la thermogenèse, il est évident qu'une maladie qui l'intéresse si profondément doit, *a priori*, produire chez l'animal des modifications thermiques d'un réel intérêt et dont l'étude comporte des conclusions capitales.

Enfin, dans cette maladie où la contracture est l'élément dominant, on doit se demander si elle est, forcément, la raison même de cette élévation de température. En d'autres termes si, dans tous les organismes, animaux ou humains, la contracture exagérée des muscles est la cause déterminante de cette fièvre.

Malgré l'opinion ancienne de Béclard, de P. Bert, que l'élévation de la température dans le tétanos est due à l'existence de la contraction, MM. Arloing et Tripier, dès 1870[1] soutenaient une idée différente. « On croit généralement, disent-ils, que les températures élevées dans le tétanos dépendent des contractions musculaires ; nous sommes d'un avis entièrement opposé. Et d'abord, les températures élevées ne sont pas la règle : il est des cas de tétanos subaigu ou chronique, dans lesquels les contractions musculaires sont très étendues et on a trouvé 38° ou 38°,5 dans le rectum, ce qui semble indiquer que l'élévation de la température, quand elle existe, ne doit pas être rapportée à la contraction musculaire.

Pour tenter de résoudre ces multiples problèmes nous avons suivi dans nos recherches le plan que voici :

[1] Arloing et L. Tripier, Recherches sur la pathogénie et le traitement du tétanos (*Arch. de physiologie*, 1870, p 243).

Nous avons étudié d'abord l'évolution thermique dans le tétanos développé chez les petites espèces animales (cobaye, lapin, poule) employées dans les laboratoires pour l'injection de toxine.

Les résultats ayant consisté dans l'apparition constante d'une hypothermie plus ou moins considérable, nous avons cherché si, comme nous en émettions plus haut l'hypothèse, on ne pouvait expliquer le défaut de fièvre, par la rétention sur le filtre des principes pyrétogènes adhérents à l'agent figuré, contractant une union intime avec le protoplasma bacillaire. Nous avons donc en variant le *modus faciendi,* inoculé aux mêmes espèces animales des spores et des bacilles tétaniqnes.

Nous nous sommes ensuite adressé à un animal plus volumineux et pouvant prendre le tétanos spontané : *la chèvre.*

Enfin, nous avons complété ces deux séries de recherches par une comparaison avec la marche de la température après injections d'une substance d'action physiologique assez voisine de celle de la toxine tétanique : la *strychnine.*

Nos résultats ont été intéressants et assez inattendus. Tels qu'ils nous ont été fournis par l'expérimentation, ils laissent certains points du problème obscurs encore. En attendant des investigations que nous nous proposons de tenter avec toute l'ampleur désirable, il nous a paru néanmoins utile d'exposer ce qu'il est résulté de nos recherches.

CHAPITRE II

ÉTAT ACTUEL DE NOS CONNAISSANCES SUR LA TEMPÉRATURE CENTRALE DANS LE TÉTANOS SPONTANÉ ET EXPÉRIMENTAL

Ce qui frappe dès l'abord, quand on étudie dans les différentes publications nos connaissances actuelles sur l'évolution thermique du tétanos, c'est le contraste entre les données certaines relatives à la température dans le tétanos spontané de l'homme et des animaux, et, au contraire, les indications brèves, le plus souvent vagues, fournies par les expérimentateurs sur la marche thermique du tétanos artificiellement reproduit.

Chez l'homme, en effet, on sait depuis nombre d'années déjà, que la maladie, dans ses manifestations mortelles ou graves, est le plus souvent accompagnée d'une hyperthermie considérable. Les constatations déjà anciennes de Bichat, de Piorry, avaient déjà permis de mettre ce fait en lumière. Wunderlich, dans ses recherches sur la température dans les maladies aiguës, en avait fait un objet spécial d'études. Peter[1] y consacre une part importante d'une leçon clinique sur « les températures extrêmes dans les maladies », et tend à faire de cette hyperpyrexie un corollaire de l'asphyxie.

---

[1] Peter, *Clinique médicale*, t. II, p. 776.

Il mentionne l'observation des malades chez lesquels, quelques instants avant la mort, la température s'est élevée à 42 degrés, 42°5, 43 degrés même. Il rappelle que Wunderlich a constaté chez un tétanique, mort au sixième jour de son affection, une élévation thermique ayant atteint 44°9. Il ajoute même : « Cinquante-cinq minutes après la mort, ou, pour mieux dire, après la dernière contraction du cœur, la température s'était encore élevée d'un demi-degré (45°5) et elle ne revint à ce qu'elle était au moment de la mort, qu'une heure et demie après celle-ci ». Dans plusieurs autres cas, d'ailleurs, on a noté aussi une élévation du tracé thermique *post mortem*. D'une façon générale, donc, un certain nombre de cas de tétanos humains peuvent s'accompagner d'une hyperthermie extrêmement accusée, telle que la pathologie humaine en présente peu d'exemples semblables.

Il en est de même en clinique vétérinaire. Les traités de pathologie animale en témoignent ainsi. Dans le livre de MM. NOCARD ET LECLAINCHE [1] est mentionnée la température dans le tétanos du cheval, des bovidés, des moutons, du porc ; en générale elle atteint, souvent même dépasse 42 degrés.

Pour la chèvre, animal que nous avons utilisé dans nos expériences, la maladie s'accompagne d'une hyperthermie de 41 à 42 degrés.

D'autre part, comme chez l'homme, les cadavres conservent pendant les quelques heures qui suivent la

---

[1] Nocard et Leclainche, *Traité des maladies infectieuses de l'animal*, 1898, p. 619.

mort, une température égale ou supérieure à celle des derniers instants de la vie. Chez le cheval — particularité notée par Bayer, Lustig, Friedberger et autres pathologistes — la température s'élève à 43 et même 45 degrés.

On ne connaît pas le tétanos spontané des petits animaux, ou du moins l'attention des vétérinaires n'a pas été, à ma connaissance, attirée sur ce fait, qui n'a pas, d'ailleurs, d'importance pratique.

Très pauvre est la littérature des modifications thermique, dans le *tétanos expérimental*.

Plusieurs mémoires allemands, relatifs à l'étiologie bactérienne de cette maladie, ne contiennent aucune indication.

Les travaux de KITASATO[1], KNUD FABER[2], TIZZONI et CATTANI[3], BLUMENTHAL[4], ne parlent point de la marche de la température dans la toxi-infection. De même, la récente monographie de MM. LEYDEN et BLUMENTHAL[5], dans la collection Nothnagel, ne fait pas mention de la température.

J'ai pu cependant relever certaines indications utiles dans quelques travaux parus en Allemagne.

L'article de NICOLAÏER[6], consacré à l'étiologie du tétanos, à la description de l'agent pathogène, en 1884,

---

[1] Kitasato, *Zeitschrf. für Hygiene*, 1889.

[2] Knud Faber, *Berliner klinische Wochenschr.*, 1890.

[3] Tizzoni et Cattani, *Centralbl. f. Bakterol*, 1890.

[4] Blumenthal, *Deutsche med. Woch.*, 1898.

[5] V. Leyden et F. Blumenthal, *Der Tetanus, in* collection Nothnagel, 1900.

[6] Nicolaïer, *Deutschemed. Wochenschr.*, 1884, p. 842.

mentionne la marche de la température chez les lapins en expérience. Sur cinq animaux malades, chez qui le tableau symptomatique était très caractéristique, la température fut notée aussi bien pendant la vie qu'immédiatement après la mort. Le thermomètre a marqué pendant toute l'évolution de la maladie entre 39°3 centigrades et 39°5, ce qui ne constitue d'ailleurs aucune élévation de la température centrale. Immédiatement après la mort, elle dépassait à peine 40°3 ; mais là s'arrêtent les renseignements. De cette brève indication, il faut retenir que les modifications de la température furent peu notables dans ces cas de tétanos expérimental, réalisés avec des cultures pures de bacilles, et sur l'évolution desquels l'auteur donne peu de détails d'ailleurs.

Cette contestation de Nicolaïer est en contradiction avec les faits que nous énonçons plus loin.

Babes et Puscariu[1] rapportent qu'un poulain inoculé dans le tissu cellulaire de la queue avec de la culture pure de bacilles tétaniques, présenta au deuxième jour après l'inoculation, une élévation thermique légère qui, à la mort de l'animal, survenue huit jours après le début de l'expérience, s'éleva à 42°4.

Enfin, la même année, Kitt[2] cherchant à reproduire le tétanos chez les animaux domestiques fait, au point de vue qui nous occupe, les constatations suivantes :

En l'année 1888, le 21 septembre, il inocule un cheval avec 2 centimètres cubes d'une culture par voie sous-cutanée. Les accidents débutent le 9 octobre ; la

---

[1] Babes et Puscariu, *Centralbl. f. Bakteriol.*, 1890.
[2] Kitt, *Centralbl. f. Bakteriol.*, 1890.

maladie se termine dans la nuit du 10 au 11 du même mois. Pendant toute son évolution, la température oscille autour de 37°6. La veille de la mort, elle monta seulement à 38 degrés. Dans cette expérience, il est vrai, malgré que le dénouement ait été rapide, l'incubation a été fort longtemps prolongée, puisque d'ordinaire elle est de cinq jours chez le cheval. Néanmoins, la maladie a été de tout temps apyrétique.

Sur un autre cheval inoculé le 2 janvier 1890, avec un demi-centimètre cube de culture bacillaire, les accidents apparurent le 7 janvier, et la mort survint le 8 janvier. La température rectale ne dépasse point 37°8.

Le même auteur a essayé les mêmes injections sur deux *brebis*; l'une et l'autre réalisèrent un tétanos d'une incubation lente, de six à sept jours, avec une évolution rapide consécutive, mais dans les deux cas, comme d'habitude, dit l'auteur, les animaux « ne présentèrent aucune fièvre : 38°4 ». Ces résultats viennent à l'encontre de ce que nous a enseigné une de nos dernières expériences.

Les travaux français que j'ai consultés sur ce point ne sont pas riches en indications sur la température de l'animal en expérience. Les importants mémoires de VAILLARD et VINCENT[1], VAILLARD et ROUGET[2], de MARIE[3], de ROUX et BORREL[4] ne mentionnent pas les constatations thermométriques qu'ils ont faites dans leurs expé-

---

[1] Vaillard et Vincent, *Ann. de l'inst. Pasteur*, 1891.
[2] Vaillard et Rouget, *Ann de l'inst. Pasteur*, 1892.
[3] Marie, *Ann. de l'institut Pasteur*, 1897.
[4] Roux et Borrel, *Ann. de l'inst. Pasteur*, 1898.

riences. MM. Courmont et Doyon[1] dans la série nom-
breuse des publications qu'ils ont faites sur différents
points de la nosologie du tétanos, ne les ont qu'acciden-
tellement signalées. Ils notent çà et là quelques températures hypothermiques.

Je mentionnerai cependant que MM. d'Arsonval et
Charrin, d'une part, Binot, d'autre part, se sont
préoccupés des modifications de la thermogenèse dans
l'injection tétanique.

Dans une communication à l'Académie des sciences,
en date du 25 juillet 1898, d'Arsonval et Charrin[2] annon-
çaient le résultat de recherches délicates, souvent diffi-
ciles à réaliser dans les laboratoires, entreprises avec
le calorimètre sur des *lapins*, pendant la phase d'incubation de la maladie. Ils expérimentaient avec une
toxine d'une virulence variable, les symptômes de la
maladie se déclarant en effet après l'injection, tantôt
au bout de vingt-quatre heures, tantôt au bout de deux
à trois jours. Dans tous les cas, les auteurs ont toujours
vu assez promptement, parfois trois à quatre heures
après l'injection, la courbe calorimétrique perdre sa
régularité : « elle tend tout d'abord à s'élever, puis à
s'abaisser, sans s'écarter beaucoup de la normale. Mais
le phénomène dominant consiste dans l'apparition de
petites oscillations, qui vont en augmentant à mesure
qu'on se rapproche de la phase des crises. Ces crises,

---

[1] Courmont et Doyon. Le Tétanos, monog. *(Biblioth. des
actualités médicales*, 1899).

[2] D'Arsonval et Charrin, *Ac. des sciences*, 25 juillet 1898, et
Arch. de physiologie, 1898, p. 740.

ces spasmes musculaires s'inscrivent sous forme d'ondulations. Néanmoins, si l'on considère l'ensemble des courbes obtenues, on voit que la chaleur émise, *alors que la température centrale s'élève à 40-41 degrés*, est souvent plutôt inférieure que supérieure à la normale : *il y a désaccord entre le thermomètre et le calorimètre.»* Ils en concluent que « certaines modifications, celles qui ont trait à la thermogenèse, sont moins tardives que les contractures des muscles ; la période d'incubation tend à diminuer de plus en plus, quand on s'adresse à des appareils qui permettent de réaliser des observations plus délicates que celles que l'on peut faire à l'œil nu ».

MM. Courmont et Doyon pensent de même, d'ailleurs, que toute une série de phénomènes, probablement d'ordre chimique, se déroulent pendant la phase d'incubation, mais qu'ils échappent à nos moyens d'investigation. BRUNNER, par exemple, mentionne les modifications des échanges gazeux avant la phase d'apparition des contractures. Il est possible que des changements d'une certaine importance surviennent aussi dans la thermogenèse animale ; dans nos expériences avec M. J. Courmont, nous avons observé, pendant la phase d'incubation, des variations de la courbe thermique, que nous rapportons plus loin, mais que nous avons interprétés d'autre façon.

Quoi qu'il en soit, il est à retenir des recherches entreprises par d'Arsonval et Charrin, que la thermogenèse animale est modifiée, dans la phase silencieuse cependant, de *l'incubation* du tétanos. Ces résultats ont été obtenu par une méthode d'une application délicate, la calorimétrie. Et, d'autre part, il convient de remarquer que la maladie a été réalisée chez l'animal par le produit soluble, la toxine.

Dans une thèse de 1899, M. BINOT étudie expérimentalement certaines formes particuliéres de tétanos, auxquelles il propose de donner le nom de tétanos splanchnique. Il a essayé, en un mot, de reproduire par l'injection de toxine à l'animal, certaines modalités cliniques de tétanos, telles que celui qui peut atteindre la plaie ombilicale des nouveau-nés ou la surface utérine ouverte aux infections diverses des femmes enceintes : tétanos ombilical ou utérin. Il a pratiqué ainsi (avec de la *toxine* fournie par M. Vaillant, et dont la virulence était très grande, des injections testiculaires, péritonéales, vésicales, rénales, hépatiques, etc.) Je ne m'arrêterai point à la description des symptômes qu'il a observés, et sur la marche particulière de l'affection si l'on adopte cette porte d'entrée. Ce qu'il faut surtout retenir, c'est que l'auteur a presque constamment noté une hypothermie qui peut atteindre des proportions considérables, puisque dans certaines expériences (tétanos péritonéal) la température descendait à 11 et même 12 degrés au-dessous de la normale ; les animaux ordinairement employés. étaient le *cobaye* et le *lapin*. Chemin faisant, M. Binot signale que, chez les animaux inoculés dans la patte, l'ascension de la température, commencée pendant la période d'incubation, continue après l'établissement des contractures locales. Il mentionne en outre que parfois la contracture est précédée plus ou moins immédiatement d'hypothermie, dont l'apparition témoigne que, à bref délai, l'animal va présenter les symptômes caractéristiques de l'affection.

C'est dans ces seuls travaux de d'Arsonval, Charrin et Binot que sont indiquées les modifications de la température, qu'il s'agisse des résultats fournis par la calorimétrie ou la thermométrie au cours de l'empoisonnement tétanique.

Il faut ajouter, d'ailleurs, que parfois les modifications thermiques ne se produisent que dans les derniers jours de la maladie. La température peut, en effet, produire dans le tracé une modification tardive, et si l'on n'a pas soin de prendre la température régulièrement jusqu'à la terminaison, les abaissements thermiques (comme ceux que nous avons constatés) peuvent échapper à l'observation. Ainsi s'expliquerait peut-être que les auteurs ayant recherché cependant, dans leurs expériences, la courbe de la température, n'aient pas été frappés par cette singularité d'une maladie cliniquement hyperthermique, et expérimentalement hypothermique chez certains animaux, au contraire.

La question reste donc presque entière, il y a un champ d'études inexploré. Aussi MM. Courmont et Doyon ont-ils pu écrire que « les modifications de la température rectale sont encore à l'étude ».

DEUXIÈME PARTIE

RECHERCHES SUR LES PETITS ANIMAUX

CHAPITRE PREMIER

EFFETS SUR LA TEMPÉRATURE CENTRALE DES INJECTIONS DE TOXINE TÉTANIQUE

Nous avons commencé par rechercher l'évolution thermique chez les petites espèces des laboratoires. Nos expériences ont porté sur des animaux dont la température normale est différente : le cobaye, le lapin, la poule.

Nous rappelons que, à l'état ordinaire, ces animaux ont la température rectale suivante :

Cobaye. . . . . . $37°5$ C.
Lapin . . . . . . $39°5$
Poule . . . . . . $41°5$

Il n'était pas sans intérêt, en effet, de constater si la thermogenèse était, chez ces espèces animales, diversement influencée par les injections ou inoculations expérimentales.

Tout d'abord, nous avons recherché les modifications de la température après injection de toxine tétanique, c'est-à-dire de culture de bacille de Nicolaïer en bouillon de bœuf peptoné et gélatiné, filtrée vers le vingtième jour, et conservée sous l'huile à l'abri de l'air et de la lumière.

L'échantillon de bacilles de Nicolaïer employé a toujours été le même, bacille cultivé depuis huit ans dans le laboratoire de M. Arloing, et qui a servi à la plupart des expériences de MM. J. Courmont et Doyon.

Deux toxines ont été employées, l'une, toxine A, culture en bouillon peptoné et gélatiné, filtrée à l'âge de vingt jours, le 16 novembre 1899, conservée sous l'huile, à l'abri de l'air et de la lumière, et tuant le cobaye en trente-six heures, à la dose de 1/1000 cc ; l'autre toxine B, culture du même bacille, dans ce même milieu, ensemencée le 29 mars 1900, filtrée le 5 mai, et tuant le cobaye à la dose de 1/1200 cc.

Les températures ont toujours été prises dans le rectum, vers 8 heures du matin, et 6 heures du soir. Les phénomènes tétaniques ont été soigneusement notés.

§ I. Cobaye.

Tous les animaux ont été injectées sous la peau de la cuisse.

Expérience I. — Cobaye femelle de 510 grammes. Température du chenil, 15 à 17 degrés.

10 mars 1900. — Injection de 1/800 de centimètre cube de la toxine A.

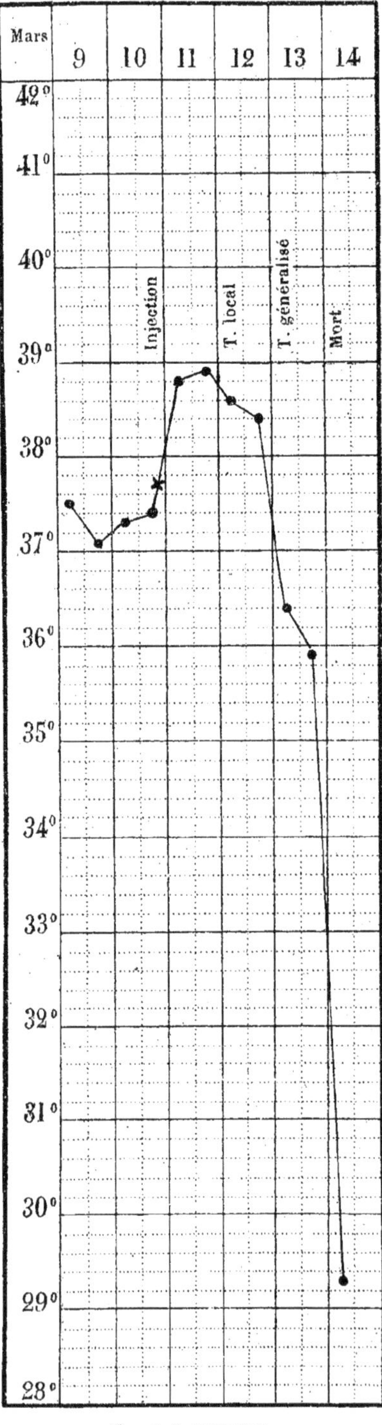

Tracé I. COBAYE

Injection sous-cutanée de 1/800ᵉ cc. de
toxine tétanique.

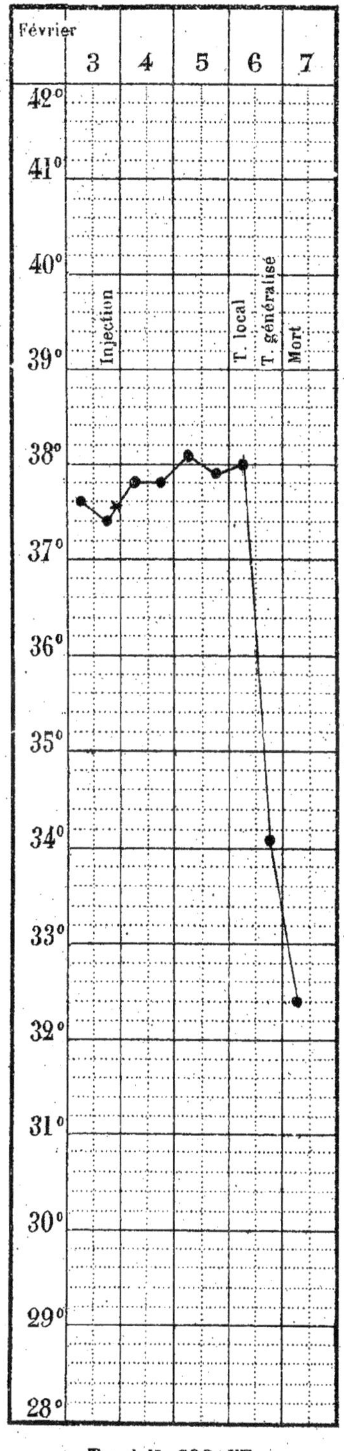

Tracé II. COBAYE
Injection sous-cutanée de 1/100e cc.
de toxine tétanique.

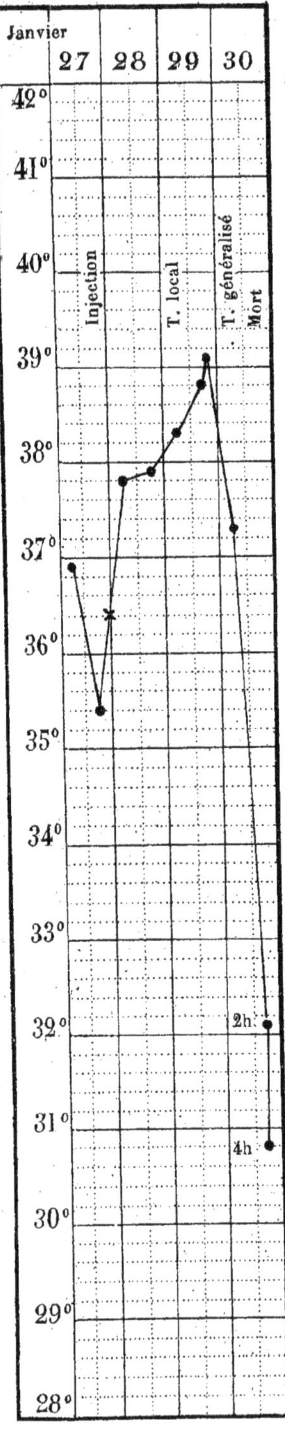

Tracé III. COBAYE

Injection sous-cutanée de 1/1200°
cc. de toxine tétanique.

11 mars. — Pas de contractures.

12 mars. — 8 heures matin. T. local.

13 mars. — 8 heures matin. T. généralisé.

14 mars. — Mort à 9 heures matin. Temp. term., **29°3**.

Autopsie. — Femelle pleine. Pas d'avortement. Distension vésicale.

EXPÉRIENCE II. — Cobaye, 350 grammes. Température du chenil, 12 à 15 degrés.

3 février 1900. — Injection de 1/1000 de centimètre cube, toxine A.

4 et 5 février. — Pas de contractures.

6 février. — 8 heures matin. T. local.

— 5 heures soir. T. généralisé.

7 février. — Mort à 8 heures matin. Temp. term., **32°4**.

Autopsie. — Rien d'anormal.

EXPÉRIENCE III. — Cobaye, 530 grammes, maintenu dans un local froid, ce qui explique sa température initiale assez basse.

27 janvier. — Injection de 1/1200 de centimètre cube, toxine A.

28 janvier. — Pas de contractures.

29 janvier. — 8 heures matin. T. local.

30 janvier. — 8 heures soir. T. généralisé.

Mort à 4 heures du soir. Temp. term., **30°8**.

Autopsie. — Rien d'anormal.

En somme, ces trois expériences montrent, pour le cobaye injecté sous la peau :

1° Que la température rectale monte légèrement pendant la période d'incubation et pendant la période de tétanos local. Cette ascension, qui n'a été que de quelques dixièmes de degré lorsque la température antérieure du cobaye était de 37°5, ou de 38°5, s'est élevée davantage dans l'expérience III, où le cobaye, placé dans un local très froid, avait une température initiale très basse.

2° A partir du début de la généralisation du tétanos, c'est-à-dire dès le moment où l'animal est immobilisé par les contractures, bien qu'animé de continuels soubresauts, la température baisse rapidement, sans qu'il y ait de relation directe avec la *dose* de toxine injectée. 32° 4, dans l'expérience I ; 29° 3 dans l'expérience II ; 30° 8 dans l'expérience III. Cette température baisse très rapidement dans les derniers instants, si bien que la température la plus basse est celle du moment de la mort.

Nous n'avons jamais constaté d'élévation de la température après la mort.

§ II. **Lapin**

Ces animaux ont été injectés par trois voies : sous-cutanée, sanguine et méningée:

1° INJECTIONS SOUS-CUTANÉES.

EXPÉRIENCE IV. — Lapin de 2540 grammes. Temp. du chenil, basse.

27 janvier 1900. — Injection de 1 centimètre cube de toxine A.

28 et 29 janvier. — Pas de contractures.

30 janvier. T. local.

5 février. — Début dela généralisation du T.

7 février. — Mort à 6 heures du soir. Temp. term.,**36°8**.

Autopsie. — Rien d'anormal.

L'abaissement n'a pas été très considérable chez ce lapin atteint de tétanos lent.

EXPÉRIENCE V. — Lapin de 1990 grammes. Température du chenil 11°.

22 février 1900. — Injection de 2 centimètres cubes et demi de toxine A.

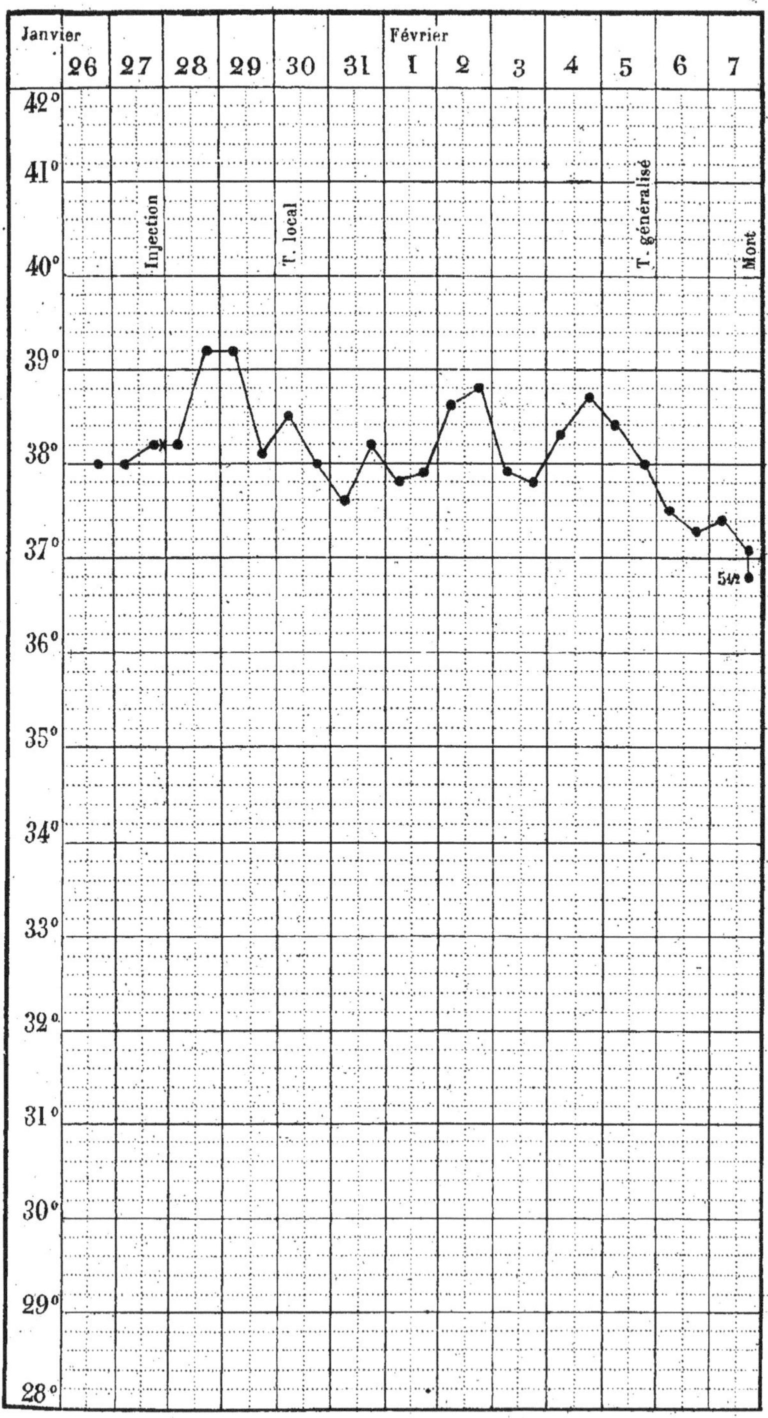

Tracé IV. LAPIN
Injection sous-cutanée de 1 cc. de toxine tétanique.

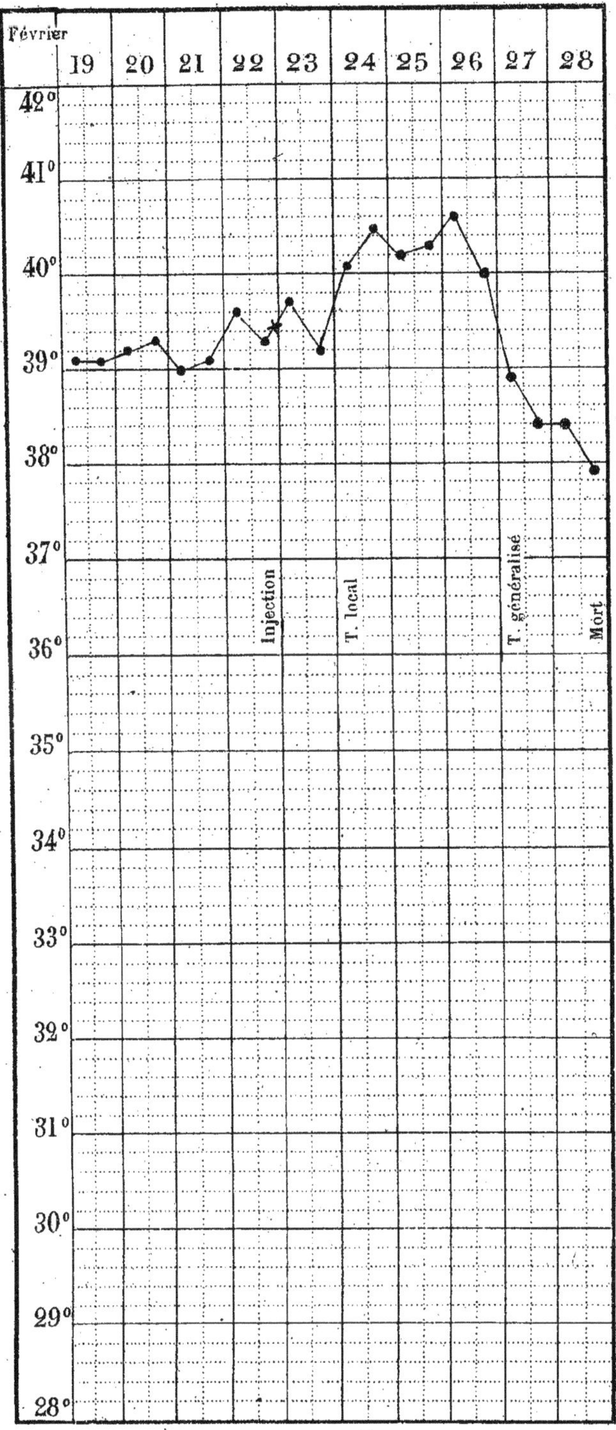

Tracé V. LAPIN

Injection sous-cutanée de 2 cc 1/2 de toxine tétanique.

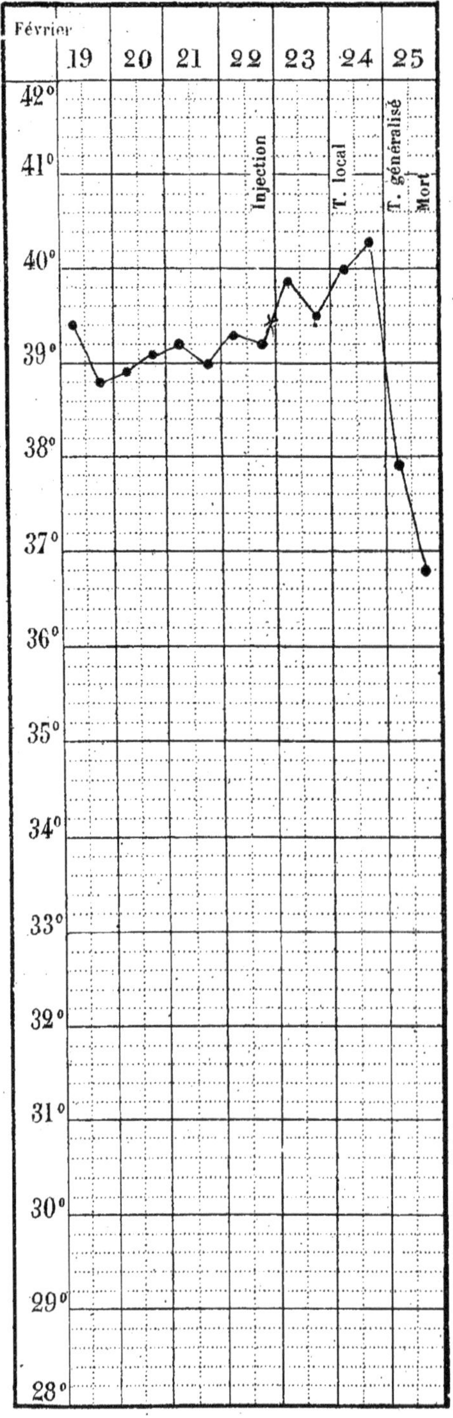

Tracé VI. LAPIN

Injection sous-cutanée de 2 cc. 1/2 de toxine
tétanique.

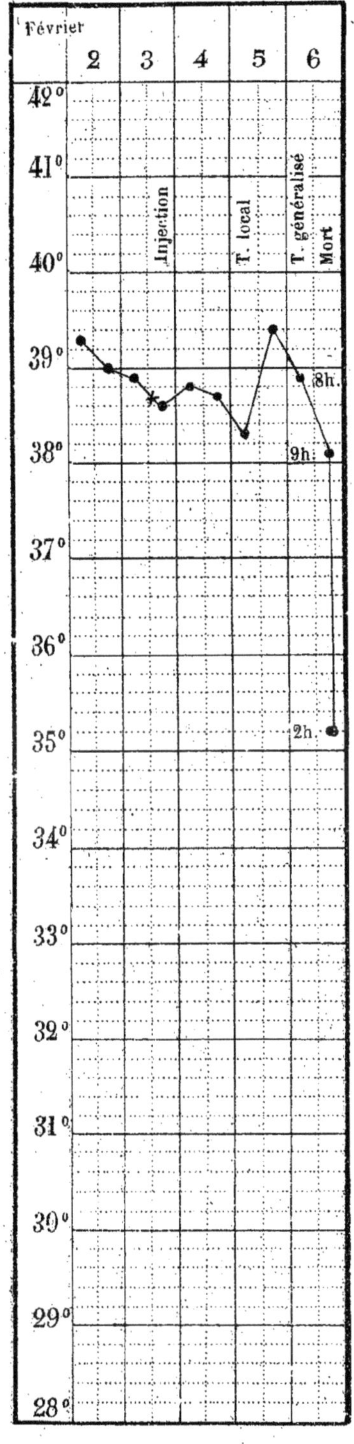

Tracé VII. LAPIN
Injection sous-cutanée de 2 cc. 1/2
de toxine tétanique.

23 février. — Pas de contractures.
24 février. — T. local.
27 février. — Généralisation du T.
28 février. — Mort à 5 heures du soir. Temp. term. **37°9.**
Autopsie. — Rien d'anormal. Distension vésicale.

Notons que la température, qui ne s'était pas modifiée pendant l'incubation, s'est élevée sensiblement pendant la période de tétanos local ; l'abaissement à partir du tétanos généralisé a été peu considérable.

Expérience VI. — Lapin, 2120 grammes.
22 février 1900. — Injection de 2 cc. 1/2 de toxine A.
23 février. — Pas de contractures.
24 février. — T. local.
25 février. — T. généralisé.
Mort à 5 heures du soir. Temp. term. **36°8.**
Autopsie. — Rien d'anormal. Distension vésicale.

Dans cette expérience, il y a eu légère ascension pendant les périodes d'incubation et de tétanos local, et abaissement un peu plus considérable que pour les précédentes pendant le tétanos généralisé.

Expérience VII. — Lapin de 2540 grammes. Température du chenil, 12 à 15 degrés.
3 février 1900. — Injection de 2 cc. 1/2 toxine A.
4 février. — Pas de contractures.
5 février. — 8 heures matin. T. local.
6 février. — 8 heures matin. T. généralisé.
Mort à 5 heures. Temp. term. **35°2.**
Autopsie. — Psorospermose du foie. Distension vésicale.

Cette expérience ne donne pas une grande ascen-

sion, dans la période d'incubation et de tétanos local.
L'abaissement a été assez net pendant les six dernières
heures de la vie.

Au total, ces quatre expériences démontrent que le
lapin ne se comporte pas absolument comme le cobaye.
L'ascension de température pendant le tétanos local
est parfois plus marquée, et l'abaissement terminal est
toujours moins accentué.

2° INJECTIONS INTRA-VEINEUSES

EXPÉRIENCE VIII. — Lapin, 1750 grammes.

10 mai 1900. — Injection à 8 heures du matin, dans la veine
auriculaire, de 10 centimètres cubes de toxine B.

11 mai. — 8 heures matin, (24 heures), déjà contraction de la
nuque et des membres antérieurs.

12 mai. — Mort à 10 heures du matin en T. généralisé. Temp.
term., **34°**.

Autopsie. — Psorospermose du foie. Distension vésicale.

Il n'y a pas eu d'élévation notable pendant l'incubation. L'abaissement, à partir du tétanos généralisé, a été
beaucoup plus marqué que pour les injections sous-
cutanées.

3° INJECTIONS SOUS-MÉNINGÉES

EXPÉRIENCE IX. — Lapin, 1800 grammes.

25 mai 1900. — Trépanation au petit foret employé pour les
trépanations rabiques.

Injection sous la dure-mère crânienne de 1/4 centimètre cube
de toxine B.

Une heure après, abaissement de 2 degrés.

26 mai. — La température est remontée. Pas de contractures.
Agitation extrême.

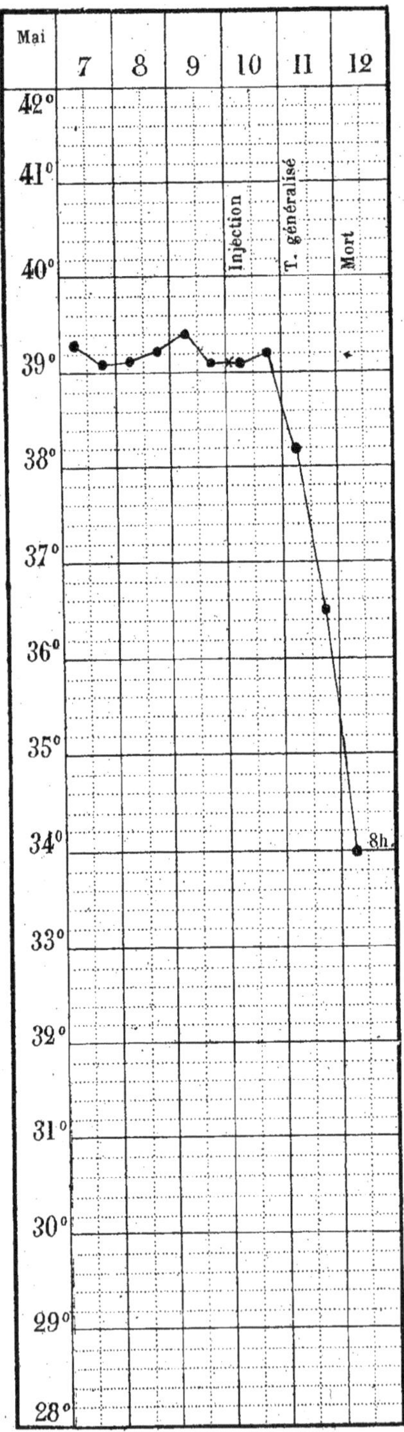

Tracé VIII. LAPIN

Injection intra-veineuse de 10 cc. de
toxine tétanique.

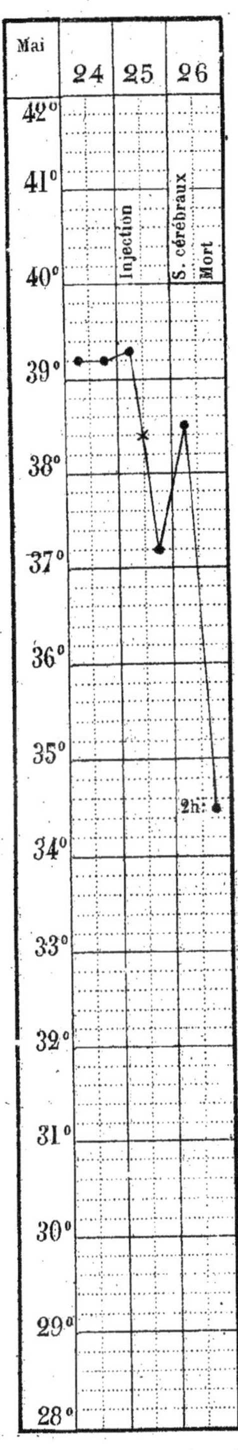

Tracé IX. LAPIN
Injection sous-méningée de 1/4
de cc. de toxine tétanique

Mort à 2 h. 20 de l'après-midi, avec des symptômes de vive agitation. Temp, term., **34°5.**

Autopsie. — Rien d'anormal dans les viscères. Léger hématome sous la dure-mère. Intégrité du cerveau.

L'injection sous les méninges entraîne donc également un abaissement de température.

En résumé, chez le lapin, les trois voies d'injection employées par nous ont toujours amené une hypothermie terminale.

§ III. **Poule**

La possibilité de tétaniser la poule a été niée pendant longtemps. On s'en est même servi comme argument contre les théories humorales de l'immunité, en faisant remarquer que le sérum de cet animal, doué d'immunité, n'était doué d'aucun pouvoir immunisant ou antitoxique. Dès 1893, MM. Courmont et Doyon [1] ont montré la possibilité de tétaniser la poule, et même de l'immuniser en employant une toxine très active ou de fortes doses de toxine moyenne. La poule est un animal peu sensible à la toxine tétanique ; mais elle n'est pas douée d'immunité.

La température normale élevée, 41° 5, 42°, désignait tout spécialement cet animal pour nos expériences.

EXPÉRIENCE X. — Grosse poule de 1700 grammes.
.Température, 41°8.

14 mars. — Injection sous la peau de la cuisse, de 60 centimètres cubes de toxine A.

Du 14 au 21 mars. — Rien d'anormal.

[1] J. Courmont et M. Doyon, *Soc. Biologie*, 1893.

21 mars. — T. local de la patte.
22 mars. — T. généralisé.
23 mars. — Mort dans l'après-midi. Temp. term., **29° 7**.
Autopsie. — Rien d'anormal.

Il n'y a pas eu d'élévation de la température, plutôt un léger abaissement pendant la période d'incubation (6 jours). Pendant la période de tétanos local, il semble y avoir eu une légère augmentation. L'abaissement de température n'a été sensible qu'après un jour de tétanos généralisé : il n'a commencé que sept à huit heures avant la mort, mais a été très rapide.

CONCLUSIONS

Il ressort de toutes les expériences que nous avons faites avec la toxine qu'il n'y a pas d'abaissement de température avant le début de la généralisation du tétanos. Il peut même se produire pendant cette période une légère élévation, soit pendant l'incubation, soit (lapin) pendant la période de tétanos local.

A partir du début de la généralisation, la température s'abaisse toujours, plus ou moins suivant les animaux, mais cet abaissement est constant. Il paraît moins accusé chez le lapin que chez le cobaye et la poule : cet abaissement se fait très rapidement pendant les dernières heures.

Il continue après la mort.

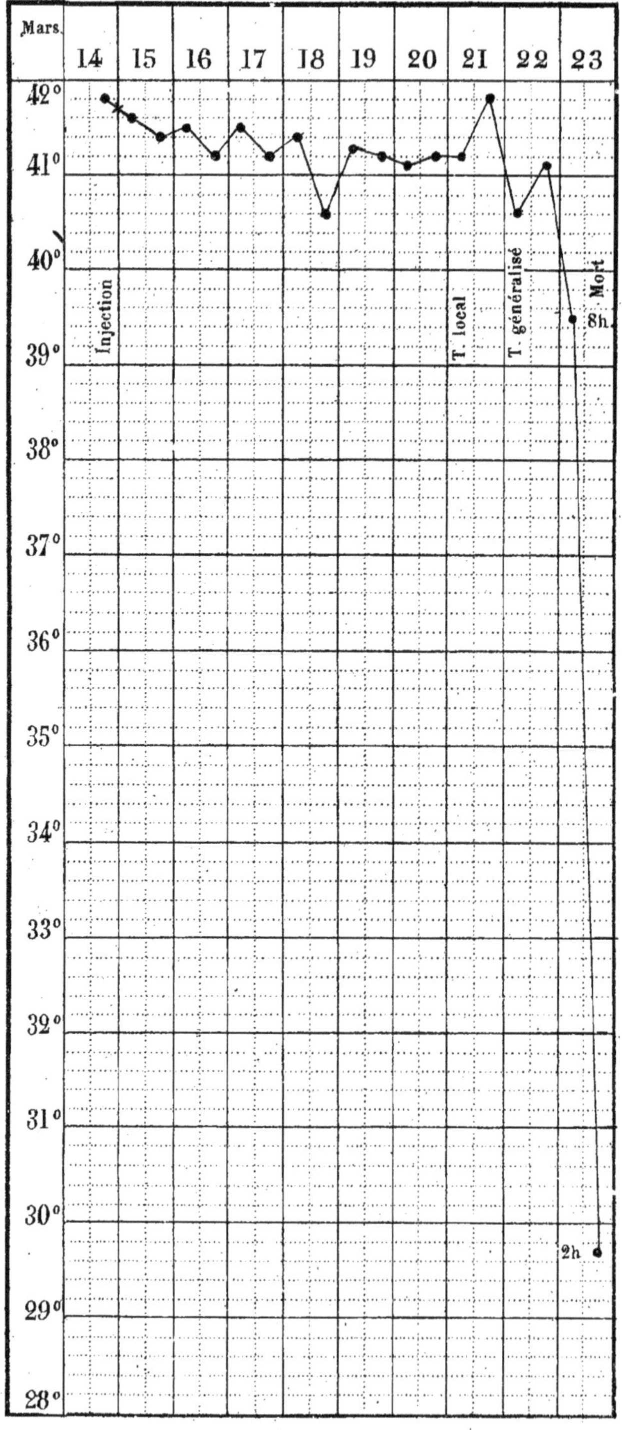

Tracé X. POULE
Injection sous-cutanée de 6o cc. de toxine tétanique.

CHAPITRE II

INFLUENCE SUR LA TEMPÉRATURE CENTRALE
DES INJECTIONS SOUS-CUTANÉES
DE BOUILLON SIMPLE

Pour pouvoir juger sainement l'effet de la toxine
snr la température, il était indispensable de faire des
injections parallèles de bouillon normal qui avait servi
à cultiver le bacille de Nicolaïer ; c'est ce que nous
avons fait avec des doses équivalentes.

1° Cobaye

Expérience XI. — Cobaye de 450 grammes.

21 mars 1900. — Injection sous la peau de la cuisse, de
1/800 centimètres cubes de bouillon de bœuf peptoné.

Élévation immédiate de la température.

22 mars. — Élévation de 1 degré.

23 mars. — Retour à la normale.

Expérience XII. — Cobaye de 360 grammes.

20 mars 1900. — Injection sous la peau de la cuisse, de
1/800 centimètre cube de bouillon de bœuf peptoné.

Élévation immédiate de la température.

21 mars. — Élévation (1 degré) se maintient.

22 mars soir. — Retour à la normale.

Ces deux expériences prouvent, à n'en pas douter, qu'une dose même aussi faible de bouillon, introduite sous la peau du cobaye, élève de 1 degré environ la température, pendant quarante-huit heures.

2° LAPIN

Expérience XIII. — Lapin, 1950 grammes.

10 mars 1900. — Injection sous la cuisse, de 2 cc. 1/2 de bouillon de bœuf peptoné.

11 mars. — La température s'élève de 0°6.

12 mars. — Retour à la normale.

Expérience XIV. Lapin, 1820 grammes.

11 mars 1900. — Injection sous la peau de la cuisse, de 2 cc. 1/2 de bouillon de bœuf peptoné.

12, 13 et 14 mars. — Élévation de la température de 1 degré environ.

15 mars. — Retour à la normale.

Chez le lapin, comme chez le cobaye, la température s'élève donc d'une façon durable par injection sous-cutanée de bouillon.

CONCLUSIONS

Ces quatre expériences démontrent nettement qu'il ne faut pas tenir compte de l'élévation de température qui, dans les tracés du chapitre précédent, occupent la période d'incubation ou de tétanos local. Nous ne devons donc tenir compte que de l'abaissement terminal de la température.

Les expériences de ce chapitre n'ont d'autre but que

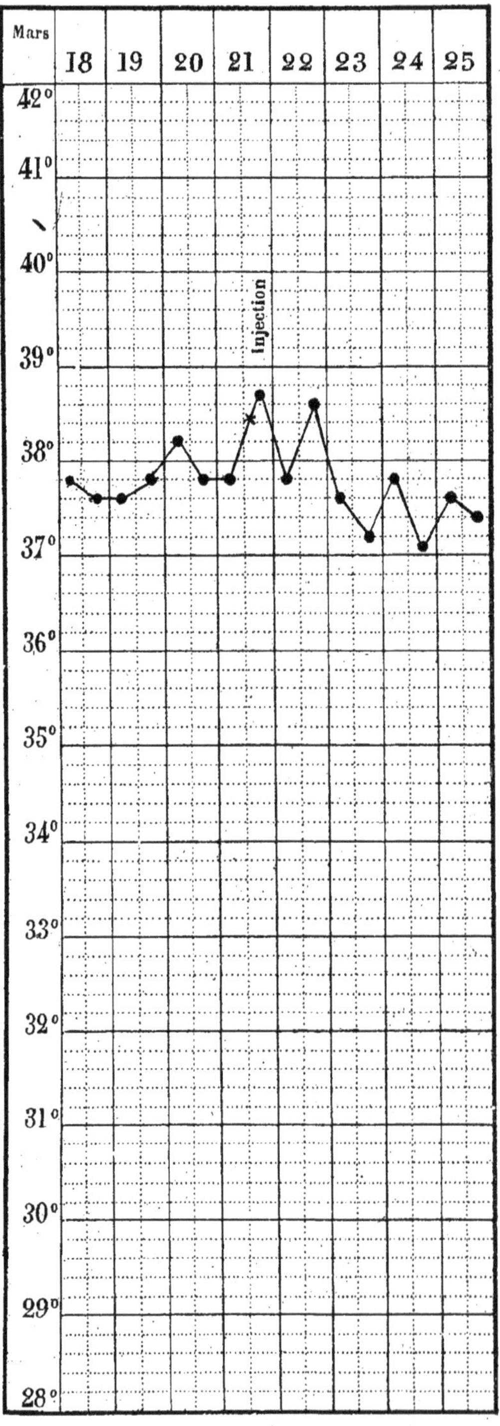

Tracé XI. COBAYE

Injection sous-cutanée de 1/800° cc. de bouillon de bœuf peptoné.

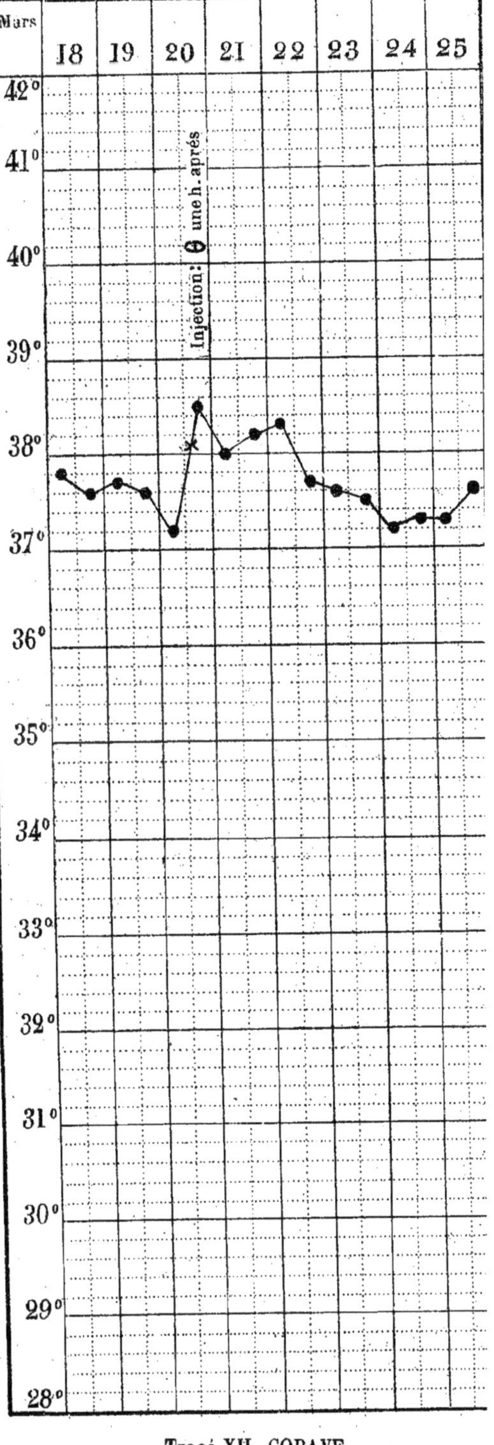

Tracé XII. COBAYE
Injection sous-cutanée de 1/800° cc. de bouillon
bœuf peptoné.

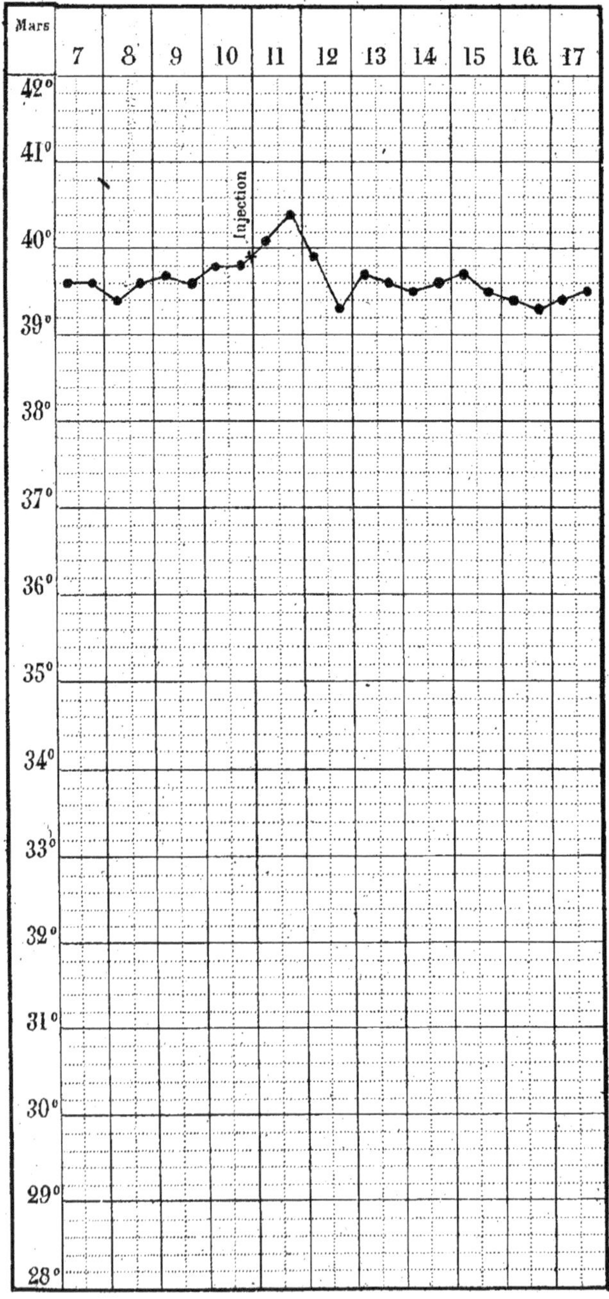

Tracé XIII LAPIN

Injection sous-cutanée de 1/800° cc. de bouillon de bœuf peptoné.

de

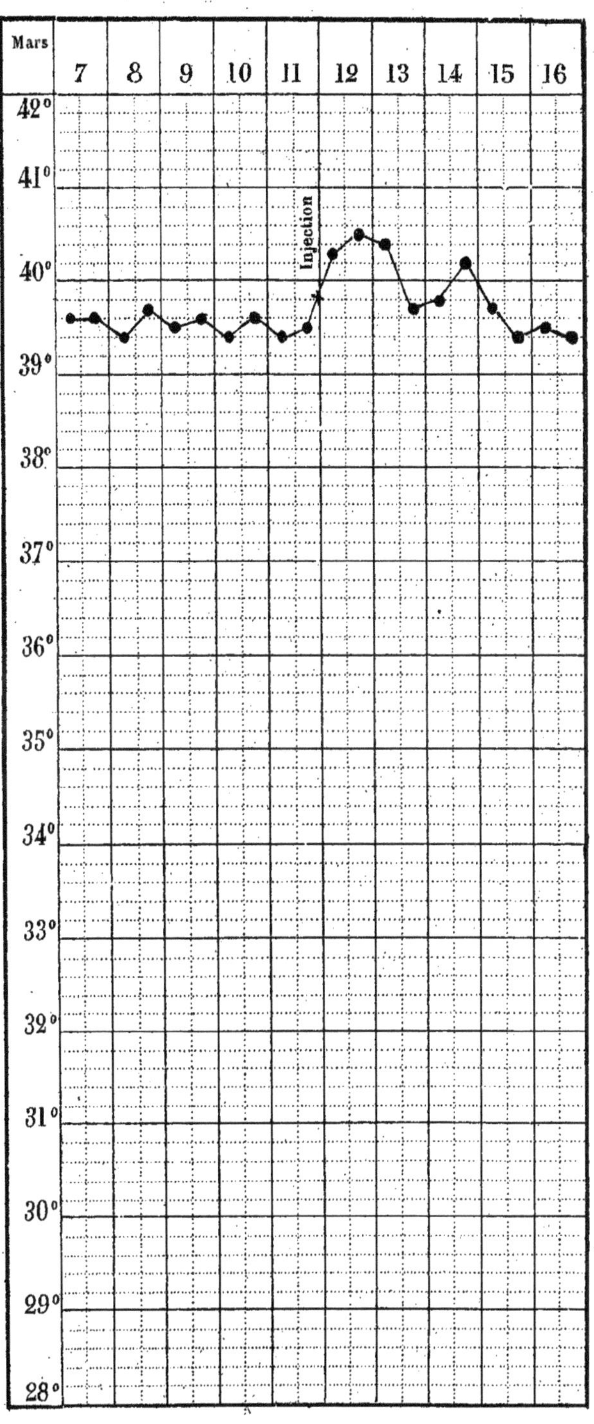

Tracé. XIV. LAPIN

Injection sous-cutanée de 1/800ᵉ cc. de bouillon de bœuf peptoné.

de viser des *effets de très petites doses de bouillon*[1] puisque depuis les recherches de Charrin, Ruffer[1] et Rouquès[2], on connaît bien l'élévation de la température après injection de bouillon contenant de la peptone.

[1] Charrin et Ruffer, Soc. Biologie, 26 janvier 1889.
[2] Rouquès, th. Paris, 1893.

CHAPITRE III

EFFETS SUR LA TEMPÉRATURE CENTRALE DES INOCULATIONS DE CULTURE COMPLÈTE (BACILLE ET TOXINE)

Il nous est acquis, jusqu'à présent, que le tétanos expérimental produit par injection de toxine donne toujours, contrairement au tétanos clinique, de l'hypothermie. Cela prouve déjà, et d'une façon très nette, que l'hyperthermie n'est pas causée par les contractures, qu'elle ne l'est pas non plus par la toxine contracturante.

Pourquoi nos animaux ont-ils de l'hypothermie? Est-ce parce que le bacille ne sécrète pas la toxine hypothermisante dans les cultures artificielles? Est-ce que cette toxine, réellement sécrétée dans la culture, serait retenue sur le filtre Chamberland. Pour le savoir, nous avons inoculé des animaux avec des cultures complètes de bacilles et de toxines, connaissant par les expériences de Vaillard et ses élèves[1], qu'en agissant ainsi, nous ne faisons, en réalité, qu'une injection de toxine, les bacilles restant inactifs. Nous faisons, en

---

[1] Vaillard et Vincent, *Ann. de l'Ins. Pasteur*, 1891.
Vaillard et Rouget, *ibid.*, 1892.

somme ainsi, une injection de toxine n'ayant pas traversé le filtre Chamberland.

1° COBAYE

Expérience XV. — Cobaye de 520 grammes.

29 mars 1900. — Injection sous la peau de la cuisse de 1/10 de centimètre cube de culture complète (bacilles, spores et toxine), culture du 14 décembre 1899, ouverte aujourd'hui.

30 mars. — T. local en douze heures. Généralisation dans la journée.

31 mars. — Mort à 8 heures du soir (46 heures). Température term. **28°9**

Autopsie. — Petit abcès sous-cutané au niveau du point inoculé.

Cette expérience montre que le tracé est identique, qu'on injecte de la toxine pure ou de la toxine non filtrée contenant bacilles et spores.

2° LAPIN

Expérience XVI. — Lapin, 2 kilogrammes.

29 mars 1900. — Inoculation sous la peau de la cuisse, de de 1 cc. 1/2 de la même culture que dans l'expérience XV.

30 mars. — Pas de contractures.

31 mars. — Tétanos local dès le matin.

1er avril. — T. généralisé le matin.

2 avril. — Mort à 4 heures du soir. Temp. term. **37°4**.

Autopsie. — Pas d'abcès local.

Chez le lapin, également, courbe identique à celles du Chapitre I (2° partie).

CONCLUSIONS

Il ressort de ces deux expériences que ce n'est pas

à la filtration sur porcelaine qu'est due l'hypothermie produite par la toxine tétanique.

L'abaissement est moindre chez le lapin que chez le cobaye, exactement comme avec la toxine filtrée.

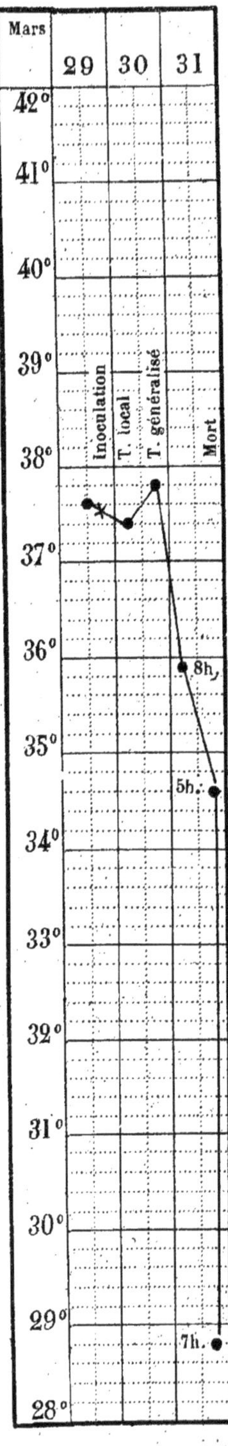

Tracé XV COBAYE

Inoculation sous-cutanée de 1/10 cc de culture
complète (bacilles, spores et toxine tétanique).

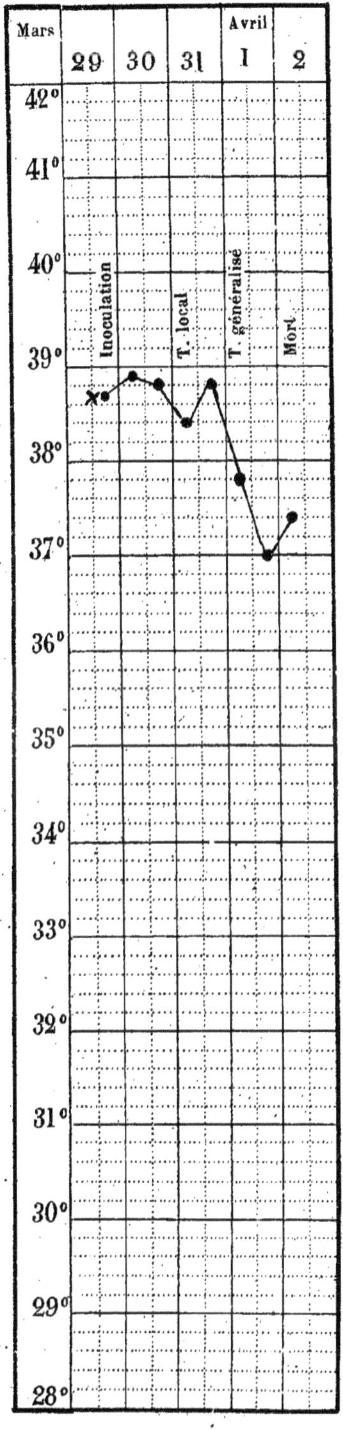

Tracé XVI LAPIN

Inoculation sous-cutanée de 1 cc. 1/2 de culture
complète (bacilles, spores et toxine tétaniques).

CHAPITRE IV

EFFETS SUR LA TEMPÉRATURE CENTRALE DES INOCULATIONS DE SPORES TÉTANIQUES LAVÉES RENFERMÉES DANS DES SACS DE COLLODION

Le tétanos expérimental produit jusqu'à présent n'a pas fait d'hyperthermie. Serait-ce parce que le bacille ne sécrète pas la toxine hyperthermisante dans les cultures artificielles ? Pour vider cette question, nous avons fait sécréter la toxine directement dans le milieu organique ; sachant, par les expériences de Vaillard et de ses élèves, que la spore tétanique introduite à l'état de pureté dans les tissus ne sécrète pas de toxines, mais est la proie des phagocytes, nous avons modifié l'expérience un peu primitive de Vaillard. Pour préserver ses spores des phagocytes, Vaillard les enfermait dans un sac de papier à filtrer. Nous avons remplacéce dernier par le sac plus moderne de collodion.

Nous avons utilisé une culture de bacilles de Nicolaïer du 19 juin 1899, conservée dans le vide, à la température du laboratoire. La partie limpide a été décantée au moyen d'un siphon. La boue bacillaire restante a été filtrée sur filtre Kitasato. Les spores restées sur le filtre ont été lavées plusieurs fois de suite par le passage successif de plusieurs centaines de centimètres cubes d'eau bouillie. Les spores, *ainsi lavées et débarrassées de toutes leurs toxines*, ont été employées. Elles ont été introduites avec asepsie dans de petits sacs de collodion stérilisés. Ceux-ci ont été placés, aussi aseptiquement que possible, dans la peau de la cuisse des animaux.

1° COBAYE

EXPÉRIENCE XVII.   Cobaye de 475 grammes.

9 avril 1900. — Injection sous la peau de la cuisse du sac de collodion.

10 avril. — Pas de contractures.

11 avril. — T. local.

12 avril. — T. généralisé. Mort à 1 heure du soir. Température term., **32° 1**.

Autopsie. — Le sac est enkysté, adhérent, non ouvert. Pas de pus.

Dans cette expérience, on voit le cobaye se comporter exactement comme s'il avait reçu de la toxine préformée : il n'y a pas d'abaissement pendant l'inoculation ni pendant le tétanos local, l'abaissement est considérable pendant le tétanos généralisé. Il est même certainement plus accusé que ne le comporte le tracé, puisque la dernière température n'a été prise que quatre heures avant la mort.

2° LAPIN

Étant donné la petite dose de toxine qui suffit à tétaniser le cobaye, on peut se demander si, dans l'expérience précédente, il n'est pas resté assez de toxine préformée pour produire l'hyperthermie. Il était donc

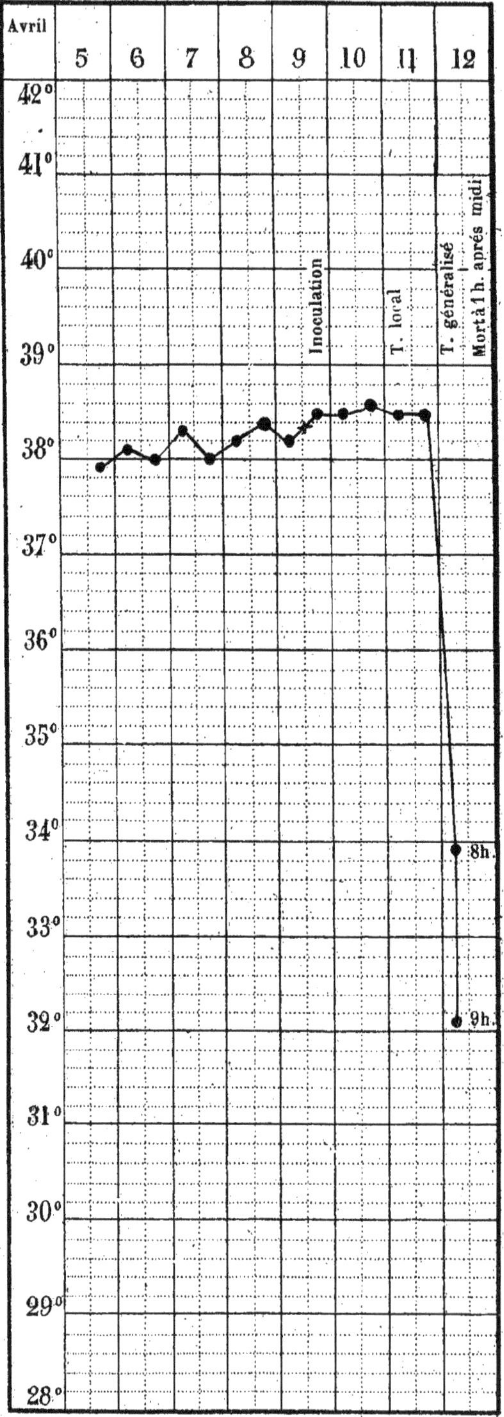

Tracé XVII. COBAYE
Insertion sous la peau de la cuisse d'un sac de collodion.

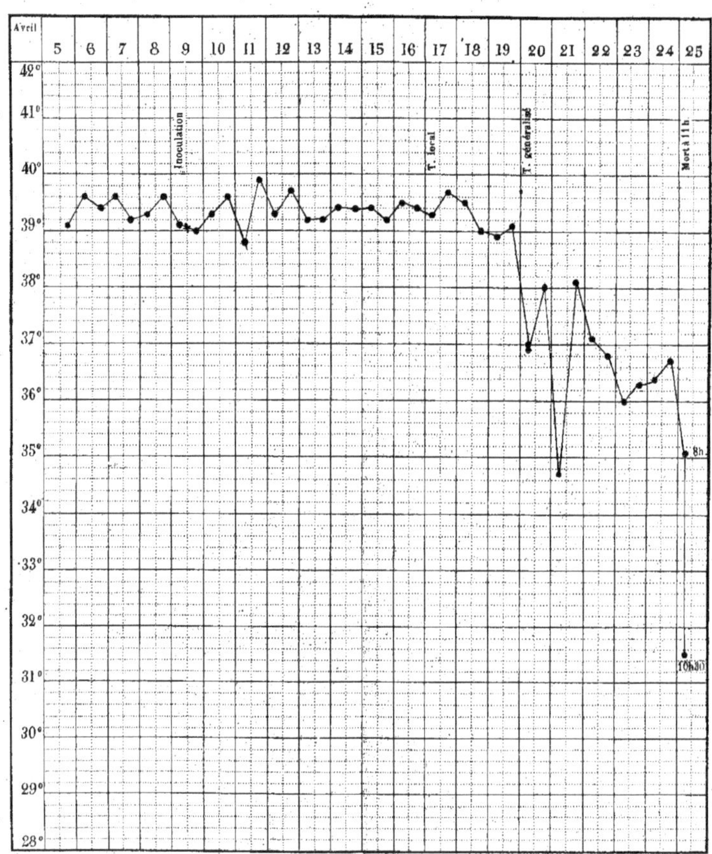

Tracé XVIII. LAPIN
Introduction d'un sac de collodion sous la peau de la cuisse.

important d'opérer de même sur un lapin, animal sur lequel une petite dose de toxine est sans influence.

Expérience XVIII. — Lapin de 1850 grammes.

9 avril 1900. — Introduction du sac de collodion sous la peau de la cuisse : même culture que pour l'expérience XVII.

9 au 17 avril. — Pas de contractures. Pas d'altérations de la santé.

17, 18, 19 avril. — T. uniquement local de la patte inoculée.

20 avril. — Matin, T. généralisé.

23 avril. — Mort à 2 heures du matin. Temp. term., **34°5**.

Autopsie. — Le sac de collodion est enkysté, entouré de néomembraner avec un peu de pus. Il est resté clos. Autour, les muscles sont normaux.

CONCLUSIONS

Cette expérience nous montre qu'un lapin qui meurt du fait d'une toxine, sûrement sécrétée directement dans son organisme, obéit, quant à sa température rectale, aux mêmes lois que les animaux précédents. Il n'y a abaissement de température ni pendant l'inoculation, ni pendant le tétanos local ; mais cet abaissement devient très net dès que ce tétanos se généralise, et il s'accentue jusqu'à la mort.

Il faut donc conclure par le bacille de Nicolaïer, cultivé *dans l'organisme* en sac de collodion, ne sécrète pas de toxine hyperthermisante, mais bien au contraire une toxine hypothermisante, comme les cultures artificielles.

CHAPITRE V

INFLUENCE SUR LA TEMPÉRATURE DE L'INOCULATION DES SPORES TÉTANIQUES LAVÉES SOUS LA PEAU DE LA CUISSE SANS SAC DE COLLODION

La membrane du sac de collodion empêcherait-elle la toxine hypothermisante de dialyser ?

Nous nous sommes rapproché encore plus des conditions du tétanos clinique, en injectant sous la peau de nos animaux des spores tétaniques sans précautions aseptiques spéciales.

1° COBAYE.

Expérience XIX. — Cobaye, 540 grammes.

9 avril 1900. — Inoculation sous la peau de la cuisse de quelques gouttes d'une émulsion des mêmes spores lavées que dans les expériences XVIII et XIX.

10 avril. — 8 heures matin. T. local.

Après midi. Généralisation.

11 avril. — Mort dans la nuit. Temp. term., **34°**.

Autopsie. — Femelle pleine. Rien localement.

2° LAPIN

Expérience XX. — Lapin, 2 kilogrammes.

9 avril 1900. — Inoculation sous la peau de la cuisse, d'une

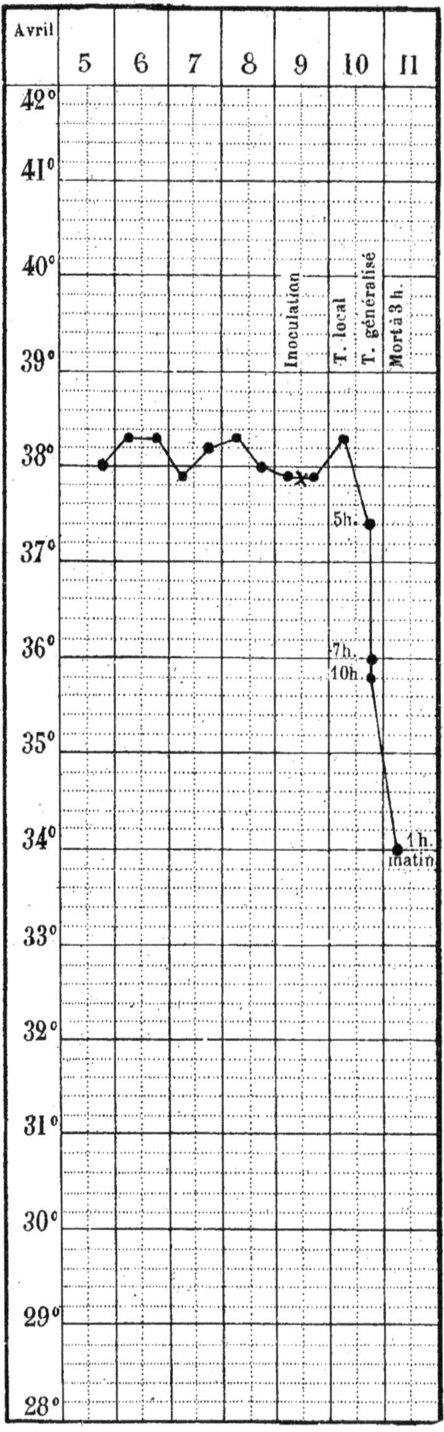

Tracé XIX. COBAYE

Inoculation sous la peau de la cuisse de quelques
gouttes d'une émulsion de spores lavées.

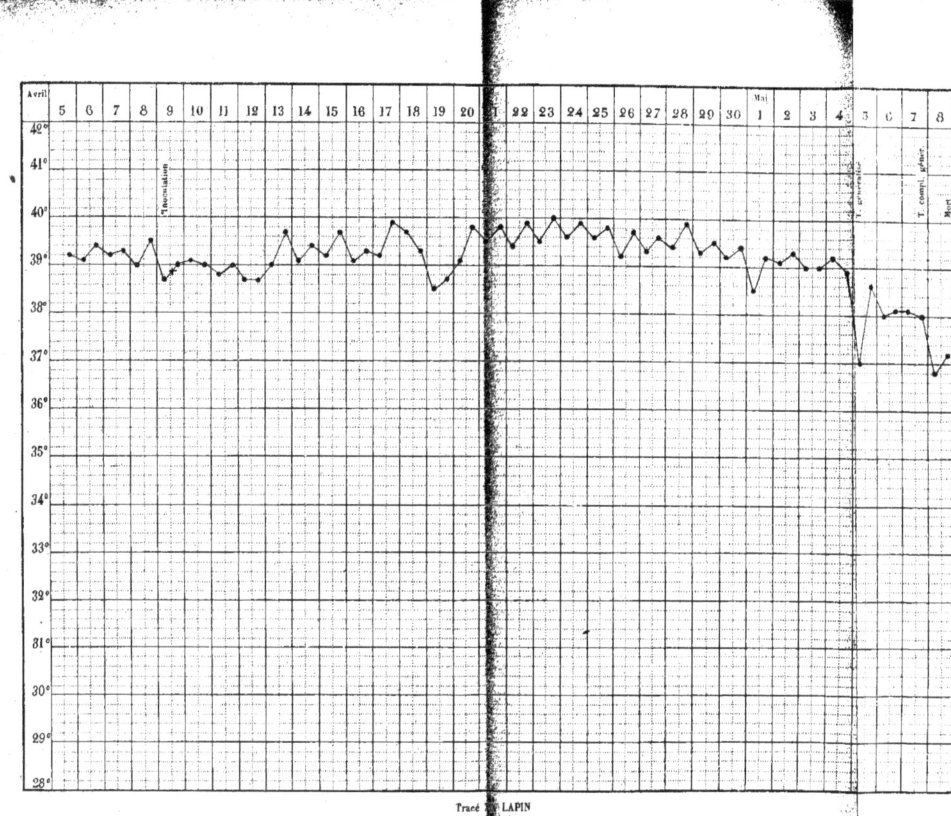

Tracé du LAPIN
Inoculation sous la peau de la cuisse de quelques gouttes d'une émulsion de spores lavées.

émulsion de quelques gouttes des mêmes spores que dans les expériences XVIII, XIX et XX.

9 au 20 avril. — Pas de contractures.

21 avril. — Contracture légère des muscles sacro-lombaires des deux côtés. Léger pleurosthotonos.

21 avril au 5 mai. — État stationnaire.

5 mai. — Contracture des deux pattes postérieures.

8 mai. — T. généralisé. Mort dans la soirée. Temp. term., **37°2**.

Autopsie. — Uniquement un peu de congestion au point d'inoculation.

CONCLUSIONS

Cette expérience est d'abord instructive au point de vue des expériences de Vaillard. Tandis que chez le lapin de l'expérience XVIII, qui avait reçu les mêmes spores, mais protégées par un sac de collodion, le tétanos est apparu le 17 août, c'est-à-dire, au 8me jour, chez le lapin XX, des contractures légères n'ont apparu que le 21. Tandis que chez le lapin XVIII, le tétanos était généralisé dès le 20 avril, il faut aller jusqu'au 5 mars, c'est-à-dire quinze jours plus tard, pour voir la généralisation chez le lapin XX. Enfin, la mort du lapin XVIII est survenu le 25 avril, *soit le seizième jour*, tandis que le lapin XX n'est mort que le 8 mai, c'est-à-dire *le vingt-neuvième jour*. L'influence du sac de collodion, protectrice pour les spores, est donc bien favorisante vis-à-vis du tétanos.

Des deux expériences du chapitre, il résulte que le tétanos provenant de la secrétion de toxine par les bacilles dans l'organisme, dans des conditions se rapprochant autant que possible de la normale, produit un tétanos hypothermisant.

CHAPITRE VI

INFLUENCE SUR LA TEMPÉRATURE DE L'INOCULATION DE SPORES TÉTANIQUES MÉLANGÉS A DE LA TERRE

Le désaccord est donc complet, au point de vue de la température, entre le tétanos clinique et le tétanos expérimental, même en se plaçant dans des conditions en apparence analogues. Seraient-ce des microbes associés de la terre qui produiraient l'hypothermie? Nous avons soumis cette hypothése au contrôle expérimental.

Expérience XXI. — Lapin, 1950 grammes.

5 mai 1900. — Culture de bacilles de Nicolaïer du 29 mars 1900, dont la toxine tue le cobaye à 1/1000 centimètre cube.

Les spores lavées ont été inoculées sous la peau de la cuisse après avoir été mélangées à de l'humus du jardin de la Faculté.

6 mai. — Pas de contractures.

7 mai. — T. local.

8 mai. — T. généralisé.

6 mai. — Mort dans la nuit. Une heure après la mort, 26°4.

Autopsie. — Pas d'abcès local. Uniquement conjonction.

Cette expérience nous montre tout d'abord l'influence favorisante de la terre, puisque l'animal est mort en trois jours au lieu de vingt-neuf jours

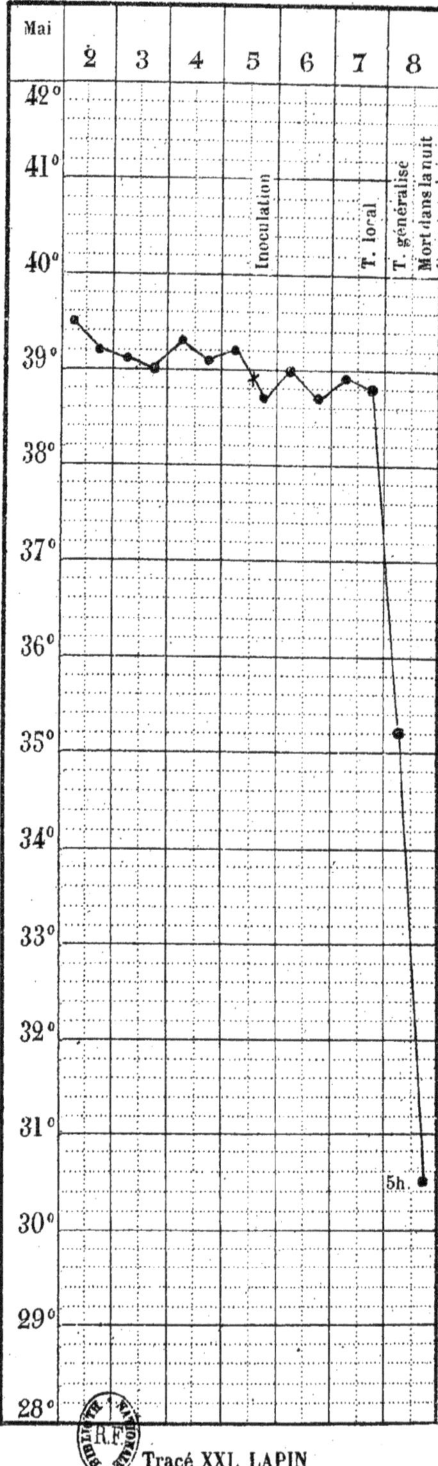

Tracé XXI. LAPIN
Inoculation sous-cutanée de spores mélangées
à de la terre.

(exp. XX). Elle nous montre que même dans ce cas l'hypothermie commence avec la généralisation. Elle a même été plus considérable qu'avec les autres expériences sur le lapin, puisquela température était de $31°5$ plusieurs heures avant la mort. Après celle-ci la température est restée basse.

TROISIÈME PARTIE

Ces expériences ne sont pas terminées. Nous n'avons encore expérimenté que sur la *chèvre*. Nous poursuivrons nos recherches sur le le chien, sur le cheval.

La seule expérience suivante suffit cependant à nous donner la clef du problème.

EXPÉRIENCE XXII. — Chèvre de cinq à six ans. Poids : 32 kg. 500.

30 mai 1900. — Injection sous la peau de la cuisse, de 40 centimètres cubes de toxine B.

30 mai, 3 juin. — Pas de contractures.

4 juin. — 7 heures matin. Tétanos local de la patte injectée.

9 h. 1/2. — Crise de convulsions généralisées. Le tétanos reste généralisé jusqu'à la mort, avec des accès convulsifs intermittents.

5 juin. — Mort à 10 heures du matin en tétanos généralisé.

Autopsie. — Un peu d'œdème au niveau de l'injection. Un petit abcès de la mamelle consécutif à une ulcération cutanée.

Bien qu'unique, cette expérience nous prouve que la toxine tétanique, même filtrée à travers le filtre Chamberland a toutes les propriétés de la toxine hyperthermisante sécrétée dans le corps de l'homme. La différence dans les effets tient à la différence de réaction de l'espèce animale choisie.

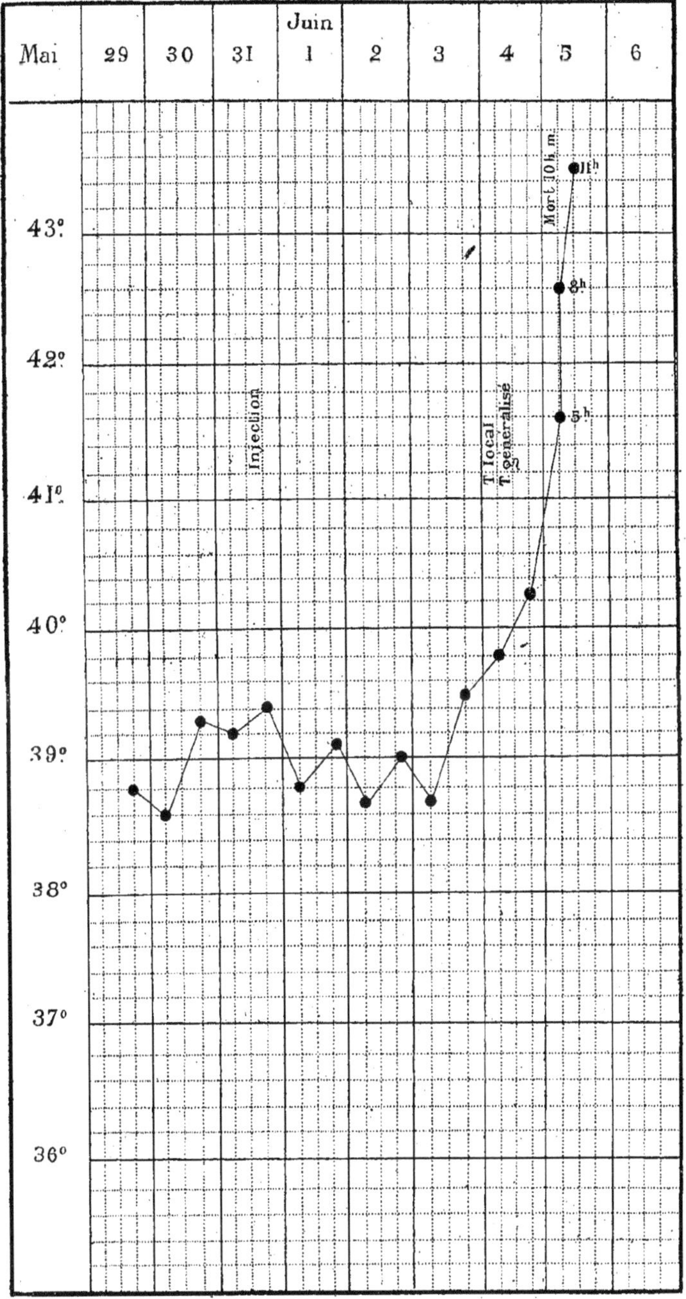

TRACÉ XXII. — CHÈVRE
Injection sous-cutanée de toxine tétanique.

QUATRIÈME PARTIE

Il était intéressant de connaître l'influence sur la thermogenèse animale de certains poisons non microbiens à action voisine de celle de la toxine tétanique. Parmi ceux-ci, il en est un dont l'étude devait s'imposer à nous : la strychnine, alcaloïde végétal, dont les propriétés convulsivantes sont connues de tous.

On s'accorde, en général, à reconnaître que ce poison produit une élévation de température sur les animaux, les plus communément employés pour les expériences, particulièrement chez le chien, en même temps qu'une vaso-dilatation considérable (Delezenne[1]).

Vulpian, Mosso, dès longtemps déjà, avaient obtenu sur cet animal une élévation de température, qui atteignit même dans un cas 44 degrés.

L'accord est donc fait sur ce point que, en général, le strychnisme s'accompagne d'hyperthermie.

Le mécanisme intime de cette dernière a donné lieu

---

[1] Delezenne, *Arch. de Physiologie*, 1894.

à des controverses : pour la majorité des auteurs, ce sont les contractions musculaires qui entraînent l'hyperthermie. Pour Mosso, au contraire (1855), l'augmentation de la température est plutôt due à une action excitante de la strychnine sur les centres nerveux. Cette opinion a été contredite par des expériences de Chouppe et de Pinet[1].

Mais, d'une façon générale, l'animal employé était le chien. Nous ne pouvions donc emprunter aux recherches antérieures les éléments d'une comparaison, et nous avons tenté des recherches avec le lapin.

Cet animal est sensible à l'action de la strychnine, comme le prouvent les travaux de Peyraud[2]. Nous avons donc injecté une dose moyenne de sulfate de strychnine à cet animal, en ayant soin de ne pas l'immobiliser, pour éviter l'abaissement de température produit par la fixation sur l'appareil à contention. D'autre part nous avons écarté la curarisation[3], le curare étant au premier chef un poison hypothermisant.

Voici le détail des expériences :

Expérience XXIII. — Lapin.

16 mai 1900. — Lapin de 1350 grammes. T. R. avant l'expérience, 39°6.

A 5 h. 25 du soir, injection de 1/2 milligramme de sulfate de strychnine, dissous dans 1/2 centimètre cube d'eau distillée.

A 5 h. 40, convulsions généralisées. La pupille est dilatée

---

[1] Chouppe et Pinet, *Soc. Biologie*, 26 mars 1887.
[2] Peyraud, C. R. *Ac. de méd.*, 7 oct. 1890.
[3] Tarchanoff, art. Curare. *Dict. physiologie Richet.*

(mais à l'état ordinaire les animaux présentent souvent ce phénomène). T. R. 39 degrés.

A 5 h. 45. Nouvelle attaque de convulsions. T. R. 39°1.

A 5 h. 55. Convulsions. T. R. 39°5.

A 6 h. 10. L'animal présente un peu de parésie du train pos-
térieur. Il tend à se coucher dans le panier où on l'a placé
sans l'immobiliser. T. R. 38°1.

A 6 h. 25. T. R. 37°6.

A 6 h. 40. T. R. 36°9.

17 mai. — L'animal est mort dans la nuit.

Autopsie. — Rien à signaler.

Il s'est produit dans cette expérience un léger abaissement d'abord, puis une élévation au moment où les
contractions étaient très violentes. Consécutivement il
s'est fait une hypothermie progressive qui a, suivant
toute probabilité, persisté jusqu'à la mort.

EXPÉRIENCE XXIV. — Lapin.

17 mai 1900. — Lapin gris roux, 1620 grammes. T. R. avant
l'expérience, 39 degrés.

5 h. 30. Injection de 3/4 milligramme de sulfate de strychnine dissous dans 3/5 quart de centimètre cube d'eau.

A 5 h. 45. Convulsions généralisées. T. R. 38°9.

A 5 h. 55. Quelques secousses peu marquées. T. R. 38°7.

A 6 h. 15. L'animal se remet à marcher avec un peu de parésie
des membres postérieurs. T. R. 38°1.

A 7 heures, 38 degrés.

18 mai. — L'animal a survécu à l'expérience, sa température
a atteint ce matin 39°4, ce soir 38°8.

19 mai. — T. R. 39°5.

23 mai. — L'animal se porte bien.

Dans cette expérience, il y a eu survie de l'animal.

La dose injectée était cependant plus forte que dans l'expérience XXIII. Il est vrai que le lapin était d'un poids supérieur. Quoi qu'il en soit, la marche de la température a été la même : ascension de la courbe d'abord, puis rapidement (au bout de trois quarts d'heure), descente jusqu'à 38 degrés.

Expérience XXV. — Lapin.

16 mai 1900. — Lapin de 1400 grammes. T. R. avant l'expérience, 39°2.

A 6 h. 10. Injection de 1 milligramme de sulfate de strychnine.

A 6 h. 17. Convulsions généralisées, puis opisthotonos d'une durée d'une minute. La température rectale prise pendant cette phase marque 39°6.

A 6 h. 20, mort de l'animal. T. R. 39°5.

En ce cas, la dose injectée a été trop forte, l'animal a succombé sans réaliser la chute terminale de la température. Il a fait seulement une légère ascension thermique. Cette expérience est intéressante néanmoins.

Au total, ces trois expériences nous montrent que la strychnine, poison hyperthermisant pour le chien, produit au contraire de l'hyperthermie d'abord, puis une hypothermie plus ou moins accentuée, mais constante chez le lapin. Comme nous le disions plus haut (chap. I), le *choix de l'animal* est donc de première importance dans l'état des modifications thermiques. Nos expériences, d'autre part, prouvent que le lapin se comporte vis-à-vis de la strychnine, poison non figuré, comme vis-à-vis du bacille ou de la toxine tétanique, poisons figurés, les uns et les autres ayant d'ailleurs, semble-t-il, une action spécifique sur le système nerveux, puisque chez le lapin, malgré les contractions musculaires, l'hypothermie est néanmoins la conséquence de leur introduction dans l'organisme. L'opinion de Mosso semble donc être conforme à la réalité des faits.

———

CONCLUSIONS

Le tétanos expérimental que nous avons produit chez les *petits animaux* de laboratoire (cobaye, lapin, poule) par les voies sous-cutanée, intra-veineuse, méningée, s'est toujours accompagné d'*hypothermie*.

Cette hypothermie a été constante, que l'on ait employé la toxine obtenue par filtration, l'inoculation de bacilles mélangés à de la toxine, l'inoculation de spores lavées, protégées par un sac de collodion, l'inoculation des spores lavées sans aucune protection, l'inoculation des spores mélangées à de la terre.

Dans tous ces cas, la marche de la température a été la même : aucune modification, ou légère hyperthermie pendant l'incubation et pendant la période de tétanos local ; hypothermie à partir de la généralisation du tétanos. Dans cette dernière phase, la température baisse brusquement et très rapidement jusqu'à la mort. L'abaissement se continue après celle-ci.

Cette hypothermie paraît plus considérable chez le

cobaye que chez le lapin. Elle est très notable chez la poule.

Il ne faut pas attacher grande importance à l'hyperthermie légère de l'incubation et du tétanos local, car la même élévation de température est obtenue sur des animaux sains, avec des injections d'une dose équivalente de bouillon simple.

En somme, le désaccord paraît complet entre la température du tétanos clinique et celle du tétanos expérimental des petits animaux. Comment l'expliquer? Serait-ce une différence dans le mode d'action du bacille? C'est bien peu probable.

L'expérimentation sur d'autres espèces animales nous a donné la clé du problème. *Chez un gros animal* comme la chèvre, le tétanos expérimental, même par simple injection de toxine, s'accompagne d'*hyperthermie*, commençant à la période de généralisation des contractures, continuant à s'élever, même après la mort.

L'explication de cette discordance des faits tient donc non pas à une différence d'action du bacille, mais à une différence de réaction des espèces animales : les grosses espèces font de l'hyperthermie cliniquement et expérimentalement; les petites espèces feraient très probablement du tétanos clinique hypothermique, comme elles le font expérimental.

C'est donc une question de régulation thermique et de déperdition de chaleur.

Des expériences calorimétriques projetées vont seules nous éclairer sur ce point.

En tout cas, l'opinion qui plaçait dans les contractions l'origine de la fièvre doit être définitivement abandonnée.

TABLE

Lyon. — Imp. A. Rey, 4, rue Gentil. — 22811

9 782013 700634